Leitsymptome in der Aurachirurgie Band 7

Leitsymptome in der Aurachirurgie Band 7

Meiner Familie gewidmet.

Mathias Künlen

Leitsymptome in der
Aurachirurgie

**Medizin im
21. Jahrhundert**

Band 7

Impressum:
Herausgeber: IFA Institut für Aurachirurgie AG, Fürstentum Liechtenstein
Autor: Dr. Mathias Künlen
Layout: Carsten Kienle
Umschlaggestaltung: Dr. Mathias Künlen, Carsten Kienle
Internet: www.aurachirurgie.me
E-mail: info@aurachirurgie.me

© 2018
Herstellung und Verlag: BoD – Books on Demand, Norderstedt.
ISBN: 9783746097831

Bibliografische Information der Deutschen Nationalbibliothek

Die Deutsche Nationalbibliothek verzeichnet diese Publikation in der Deutschen National-
bibliografie; detaillierte bibliografische Daten sind im Internet über http://dnb.d-nb.de
abrufbar

1. Auflage 2018

HINWEIS: Wie jede Wissenschaft ist die Medizin ständigen Entwicklungen unterworfen.
Forschung und klinische Erfahrung erweitern unsere Erkenntnisse, insbesondere was die
Behandlung von Krankheiten anbelangt.

Herausgeber und Verlag haben große Sorgfalt darauf angewandt, dass alle Empfehlungen dem
aktuellen medizinischen Wissensstand entsprechen. Für Angaben von Applikationsformen und
Therapiehinweisen kann vom Autor und Verlag keine Gewähr übernommen werden. Jeder
Benutzer ist angehalten, durch sorgfältige Prüfung und gegebenenfalls nach Konsultation
eines Spezialisten festzustellen, ob die beschriebenen Therapiemöglichkeiten im konkreten
Fall anwendbar sind. Jede Therapieanwendung geschieht auf eigene Gefahr des Benutzers.
Autor und Verlag appellieren an jeden Benutzer, ihm etwa auffallende Ungenauigkeiten
mitzuteilen.

Inhalt

Inhalt 5

Einleitung 6

Leitsymptome 8

Pubertät frühzeitig 9
Nasenvergrößerung 16
Zyste an der Schädelbasis 19
Narbe am Bauch 21
Nachtschweiß 28
Trauer 33
Schreie und Flüche 34
Autismus 36
Hautrötung durch Zeckenbiss 38
Erhöhter Augeninnendruck 41
Vaterunser 44
Aufgetriebener Bauch 46
Gesichtszucken 52
Taubheit 66
Gallensteine 91
Stechen im Unterbauch 93
Lebensangst 96

Über den Autor 99

Index 100

Einleitung

Dieses Buch illustriert Fallbeispiele der Aurachirurgie anhand von Leitsymptomen. Die Reihenfolge der Leitsymptome ist absichtlich ungeordnet bzw. nicht nach Fachrichtungen sortiert. Dies entspricht dem „täglichen Brot" des praktizierenden Aurachirurgen, indem die Patienten während eines Tages ganz unterschiedliche Beschwerden präsentieren. Die Fallbeschreibungen illustrieren, wie vielfach verschlungen die diagnostischen Pfade und differentialdiagnostischen Überlegungen sein können, bis letztlich eine wirksame Therapiemethode erkannt wird. Ausgehend von einem Leitsymptom werden die aurachirurgischen Untersuchungen am Patienten auch mithilfe der nicht-linearen Systemanalyse durchgeführt. Alle Fallbeispiele stehen exemplarisch für die Vorgehenswiese in der energetisch-informatorischen Methode der Aurachirurgie, eine Vorgehensweise, die sich von der morphologisch orientierten Schulmedizin unterscheidet.

Aurachirurgie versteht sich als Ergänzung zu etablierten Medizinsystemen wie der Schulmedizin oder der Komplementärmedizin. Sie erhebt explizit keinen Anspruch auf Alleingültigkeit und sollte hinsichtlich ihrer Indikationsstellung stets vergleichend abgewogen und unter Umständen ergänzend angewendet werden.

Aurachirurgie hat inzwischen einen hohen wissenschaftlichen Standard erreicht, mit der Möglichkeit zur bildlichen Darstellung und gar quantitativen Messung von seelisch-geistigen Störungen. Sowohl im Rahmen der Diagnostik als auch insbesondere in der Vorabtestung von Therapieansätzen und in der Erfolgsmessung von aurachirurgischen Behandlungen gibt es beeindruckende Fortschritte des geistigen Heilens, wie man sie bis vor kurzer Zeit noch für unmöglich gehalten hätte. Mit den in diesem Buch gezeigten Verfahren und Methoden steht die Aurachirurgie den wissenschaftlichen Standards der westlichen Schulmedizin nicht mehr nach, im Gegenteil, sie führt in Bereiche des Heilens, von denen die Schulmedizin gegenwärtig weit entfernt ist. An dieser Stelle sei betont: Geistiges Heilen mittels Aurachirurgie beschreibt keine Wunderheilung. Die Wirksamkeit und der Erfolg der Aurachirurgie ist dem speziellen Zugang zum Patienten zu verdanken, einem klar definierten und exakt anwendbaren energetisch-informatorischen Weg.

Seit Jahren arbeite ich mit großer Begeisterung als Aurachirurg. Immer wieder bin ich beeindruckt, ja geradezu verblüfft, welch schlüssigen Erklärungen ich mit dieser Methode bei meinen Patienten für ganz unterschiedliche Symptome und Krankheitsbilder finde, und mit welcher Wirksamkeit ich zur Heilung beitragen kann.

Hinweis: Wenn in diesem Buch von „Arzt" die Rede ist, so wird dies verstanden im Sinne dessen, der heilt. Der Begriff umfasst somit auch Heilpraktiker, Therapeuten und Heiler. Dabei beinhaltet der Begriff „Arzt" sowohl den männlichen Arzt als auch die weibliche Ärztin. Ebenso bezieht sich der Begriff „Patient" auch auf „Patientin". Um die Lesbarkeit des Textes zu erhöhen, werden hier nur die männlichen Formen verwendet.

Ruggell, Liechtenstein im Dezember 2018.

Leitsymptome

In den folgenden Fallbeispielen finden sich zahlreiche Abbildungen der nicht-linearen Systemanalyse. Angezeigt werden immer zwei Bilder, das obere zeigt den Ausgangsbefund, das untere den Befund nach Invertierung eines Einflussfaktors, z.B. Elektrosmog. Eine Invertierung ist an sich noch keine Therapie, sondern dient nur zur diagnostischen Eingrenzung. Sie untersucht, ob sich der energetische Befund eines Organsystems verändert, sobald man einen Kausalfaktor aus der Betrachtung herausnimmt, z.B. einen Candida albicans als Kausalfaktor im Darm. Verbessert sich der energetische Befund bei nochmaliger NLS-Analyse durch Invertierung, so zeigt dies, dass dieser Kausalfaktor entsprechend verantwortlich zu machen ist für die schlechte energetische Ausstattung des jeweiligen Organs. Bleibt der Befund hingegen gleich oder verschlechtert sich gar, so bedeutet dies, der der angenommene Kausalfaktor keine Rolle spielt bzw. dass die Anfrage an das NLS-Analysesystem falsch formuliert ist. Durch Invertierung lassen sich viele Kausalfaktoren schnell und unkompliziert prüfen: Mikroorganismen wie Bakterien, Pilze, Protozoen oder Viren, allergene Substanzen, Nahrungsmittel, aber auch Medikamente, die dem Patienten testweise zugegeben oder auch weggenommen werden. Auf diese Weise lässt sich untersuchen, ob ein bereits gegebenes Medikament Nutzen bringt oder eher schadet. Gleichermaßen lässt sich evaluieren, was ein neu gegebenes Medikament entsprechend am Organsystem energetisch verändern würde.

Die Klassifikation geschieht durch farbliche Markierungen, entsprechend den Schulnoten, 1 ist die beste Note, 6 die schlechteste (helle Vielecke die Note 1, helle Kreise die Note 2, nach oben gerichtete Dreiecke die Note 3, nach unten gerichtete Dreiecke sind die Note 4, dunkle Rauten sind die Note 5, schwarze Vierecke sind die Note 6).

Pubertät frühzeitig

Anamnese: Patientin, 9 Jahre alt, kommt zusammen mit ihren Eltern in die Behandlung wegen ihrer vorzeitigen sexuellen Entwicklung. Mit 6 Jahren habe das ansonsten normal entwickelte Mädchen nach Aussage der Mutter bereits erste Schambehaarung und Unterarmbehaarung entwickelt. Mit 7 Jahren kam es dann bereits zum beginnenden Brustwachstum. Im Kinderspital Zürich wurden Hormone untersucht und der Verdacht auf ein adrenogenitales Syndrom gestellt. Die Empfehlung des Spitals, einen ACTH Stimulationstest durchzuführen, lehnen die Eltern ab, da die resultierende Therapieoption einer jahrzehntelangen Cortisontherapie für sie nicht in Frage kommt. Sonographisch sei alles in Ordnung, es bestünden keine Hinweise auf Tumoren oder Entzündungen.

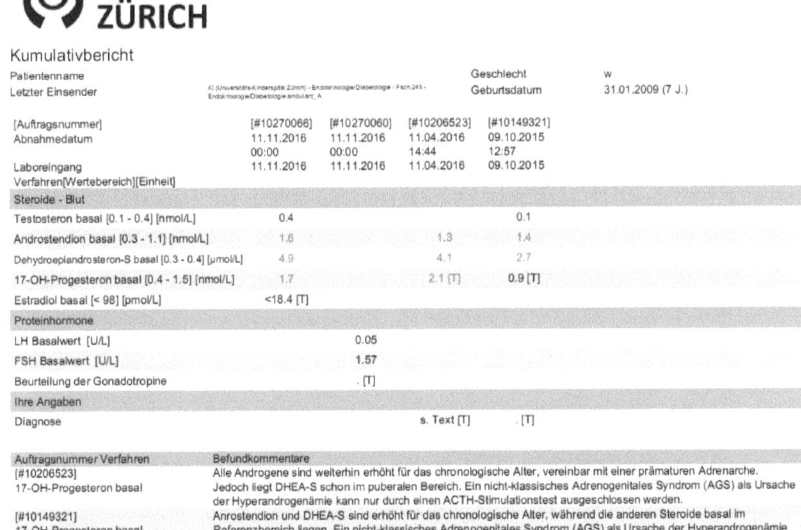

UNIVERSITÄTS-
**KINDERSPITAL
ZÜRICH**

Kumulativbericht

| Patientenname | | | | Geschlecht | w |
| Letzter Einsender | KI (Universitäts-Kinderspital Zürich) - Endokrinologie/Diabetologie / Fach 245 - Endokrinologie/Diabetologie ambulant_A | | | Geburtsdatum | 31.01.2009 (7 J.) |

Verfahren[Wertebereich][Einheit]	[#10270066]	[#10270060]	[#10206523]	[#10149321]
[Auftragsnummer]	[#10270066]	[#10270060]	[#10206523]	[#10149321]
Abnahmedatum	11.11.2016 00:00	11.11.2016 00:00	11.04.2016 14:44	09.10.2015 12:57
Laboreingang	11.11.2016	11.11.2016	11.04.2016	09.10.2015
Steroide - Blut				
Testosteron basal [0.1 - 0.4] [nmol/L]	0.4			0.1
Androstendion basal [0.3 - 1.1] [nmol/L]	1.6		1.3	1.4
Dehydroepiandrosteron-S basal [0.3 - 0.4] [µmol/L]	4.9		4.1	2.7
17-OH-Progesteron basal [0.4 - 1.5] [nmol/L]	1.7		2.1 [T]	0.9 [T]
Estradiol basal [< 98] [pmol/L]	<18.4 [T]			
Proteinhormone				
LH Basalwert [U/L]		0.05		
FSH Basalwert [U/L]		1.57		
Beurteilung der Gonadotropine		. [T]		
Ihre Angaben				
Diagnose			s. Text [T]	. [T]

Auftragsnummer Verfahren	Befundkommentare
[#10206523] 17-OH-Progesteron basal	Alle Androgene sind weiterhin erhöht für das chronologische Alter, vereinbar mit einer prämaturen Adrenarche. Jedoch liegt DHEA-S schon im puberalen Bereich. Ein nicht-klassisches Adrenogenitales Syndrom (AGS) als Ursache der Hyperandrogenämie kann nur durch einen ACTH-Stimulationstest ausgeschlossen werden.
[#10149321] 17-OH-Progesteron basal	Anrostendion und DHEA-S sind erhöht für das chronologische Alter, während die anderen Steroide basal im Referenzbereich liegen. Ein nicht-klassisches Adrenogenitales Syndrom (AGS) als Ursache der Hyperandrogenämie

***Abb. 1:** Laborbefund des Kinderspitals Zürich: Es zeigt sich eine Erhöhung von männlichen Geschlechtshormonen, die in der Nebenniere produziert werden: Das Androstendion ist auf 1,6 nmol/l erhöht, das Dehydroepiandrosteron auf 4,9 mikromol/l, das 17-OH-Progesteron auf 1,7 nmol/l. Die von der Hypophyse gebildeten Hormone LH und FSH sind dagegen im Normbereich. Um ein adrenogenitales Syndrom auszuschließen, ist ein ACTH-Stimulationstest notwendig.*

Erläuterung: Adrenogenitales Syndrom, kurz AGS, ist ein Überbegriff für verschiedene Krankheiten, bei denen die Biosynthese der Steroidhormone gestört ist und infolgedessen mehr Androgene (männliche Sexualhormone) in der Nebennierenrinde gebildet werden. Es werden verschiedene Typen des adrenogenitalen Syndroms unterschieden, das kongenitale sowie das erworbene AGS.

Beim kongenitalen AGS liegt ein genetisch bedingter Defekt des Enzyms 21-Hydroxylase vor, wodurch weniger Cortisol gebildet werden kann. Die Vererbung erfolgt autosomal-rezessiv. Über Nebenwege im Stoffwechsel werden vermehrt Cortisol-Vorstufen (Steroide) gebildet, die vor allem in Androgene umgewandelt werden. Infolge des intakten Regelkreises ist die Ausschüttung des im Hypophysenvorderlappen gebildeten Hormons ACTH erhöht. Es stimuliert die Nebennierenrinde, um den Mangel an Cortisol zu kompensieren. Dies führt zu einer zunehmenden Hyperplasie der Nebennierenrinde. Bei Mädchen kommt es zum Pseudohermaphroditismus femininus, das bedeutet, die betreffenden Mädchen haben einen weiblichen Genotyp (XX), sehen aber männlich aus (z.B. Bartwuchs). Bei Jungen kommt es zur Pseudopubertas praecox. Sie erreichen durch die erhöhten Hormonspiegel der Sexualhormone verfrüht die Pubertät. Da die Knochenreifung beschleunigt ist, ergibt sich ein schnelles Wachstum. Dies führt dazu, dass sich die Epiphysenfugen verfrüht schließen und die Patienten nach initialem Großwuchs letztlich unterdurchschnittlich groß sind. Die Muskulatur ist stark ausgebildet. Wird das AGS nicht behandelt, hemmen die hohen Androgenspiegel letztlich die Keimdrüsenentwicklung, was zum Ausbleiben der Regelblutung (Amenorrhoe) bzw. zum Verkümmern des Hodens (Hodenatrophie) und der Spermienproduktion (Azoospermie) führt. Bei gering ausgeprägten AGS-Formen treten Variationen dieser Symptome auf, beispielsweise in Form von Zyklusstörungen und verstärkter, männlicher, Körperbehaarung (Hirsutismus) bei Frauen. Bei Männern treten Störungen der Spermienproduktion und –reifung auf, was zu einem Mangel oder einem Fehlen von reifen Spermien im Sperma führt (Oligo- bis Azoospermie). Es besteht eine erhöhte Konzentration von 17-Ketosteroiden und eine geringe Konzentration von 17-Hydroxysteroiden im Harn. Im Blutserum liegt eine erhöhte Konzentration von 17α-Hydroxyprogesteron vor. Des Weiteren kann ein molekulargenetischer Nachweis der Genmutation erfolgen. Die fehlenden Hormone müssen lebenslang ersetzt werden. Ziel ist eine medikamentöse Normalisierung des ACTH-Spiegels, dadurch wird die Überproduktion von Androgenen durch die Nebennierenrinde reduziert. Verabreicht wird Hydrocortison, bei Erwachsenen oft auch Prednison oder Dexamethason.

Beim erworbenen AGS besteht die Ursache in einem androgenbildenden Nebennierenrindentumor oder Gonadentumor (Tumor der Geschlechtsdrüsen). Die Symptome entsprechen denen des kongenitalen AGS und entwickeln sich sehr schnell. Im Gegensatz zum angeborenen AGS ist der ACTH-Spiegel nicht erhöht und die Konzentration an 17-Ketosteroiden ist nicht erniedrigt. Die Therapie besteht in der operativen Entfernung des Tumors.

Aurachirurgie: In der aurachirurgischen Exploration der karmischen Muster findet sich ein Sklavenjoch, das erfolgreich aufgelöst wird.

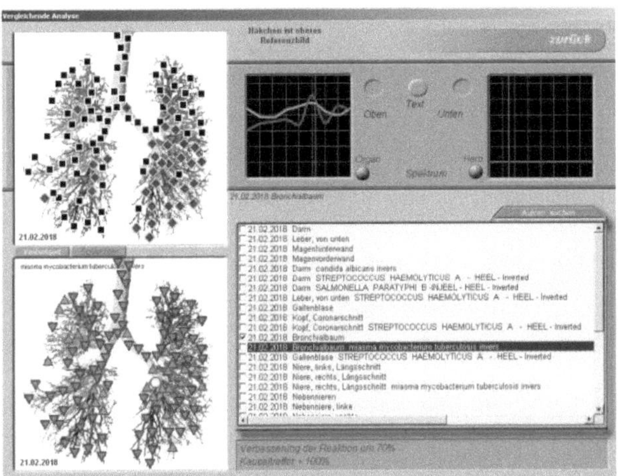

Abb. 2: *Schwere energetische Störung auf dem Bronchialsystem, bei Invertierung von Miasma Mycobacterium tuberculosis zeigt sich eine Verbesserung des energetischen Befundes um 70 %.*

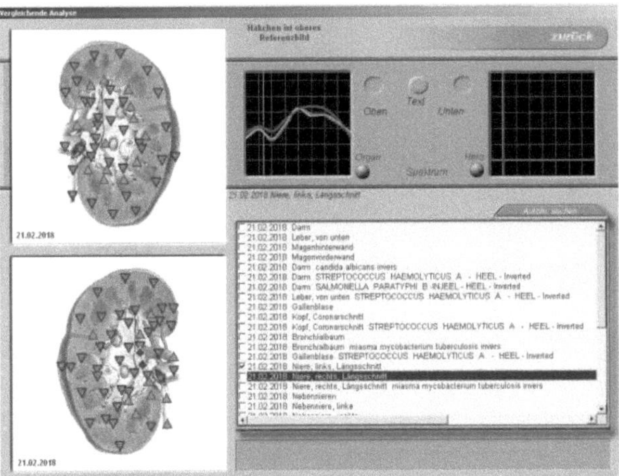

Abb. 3: *Auf beiden Nieren rechtsbetont findet sich eine energetische Schwäche, wobei nach Aussagen der Eltern der Patientin keine pulmonalen oder renalen Symptome oder Laborauffälligkeiten bestünden.*

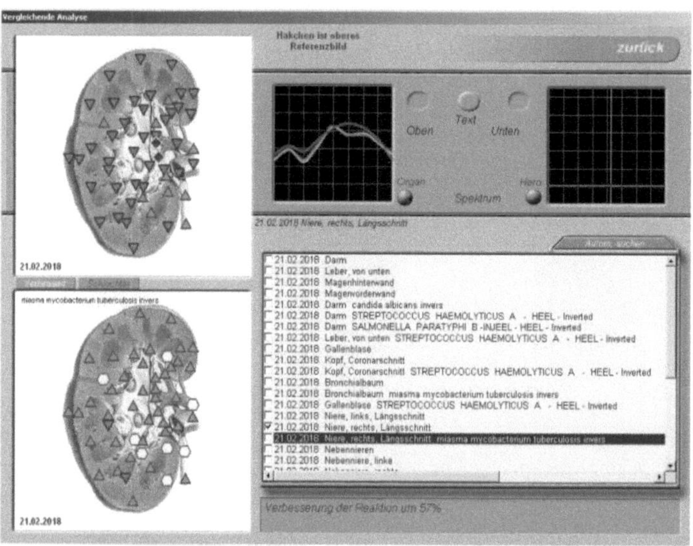

Abb. 4: *Bei Invertierung des Miasma von Mycobacterium tuberculosis auf der rechten Niere zeigt sich eine Verbesserung des energetischen Befundes um 57%.*

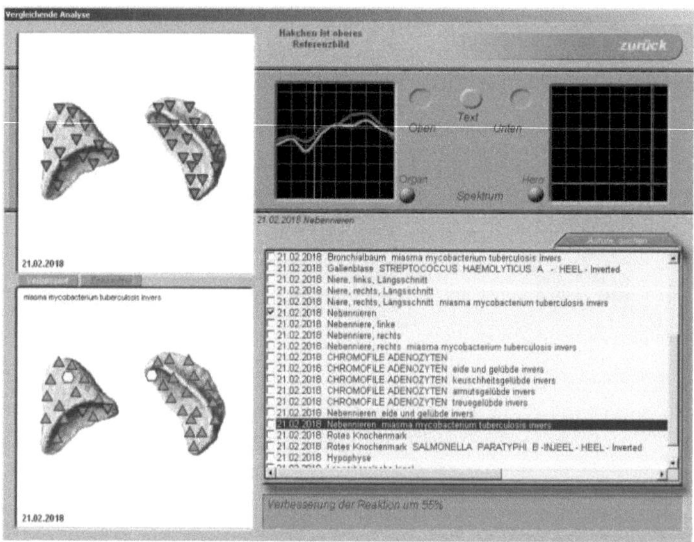

Abb. 5: *Bei Invertierung des Miasma von Mycobacterium tuberculosis auf beiden Nebennieren zeigt sich eine Verbesserung des energetischen Befundes um 55%.*

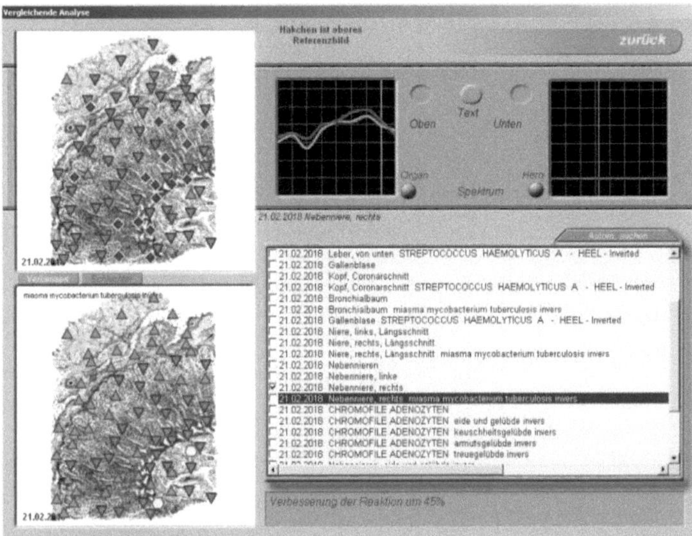

Abb. 6: *Schwere energetische Belastung der rechten Nebenniere: Bei Invertierung des Miasma von Mycobacterium tuberculosis zeigt sich eine Verbesserung des energetischen Befundes um 45%.*

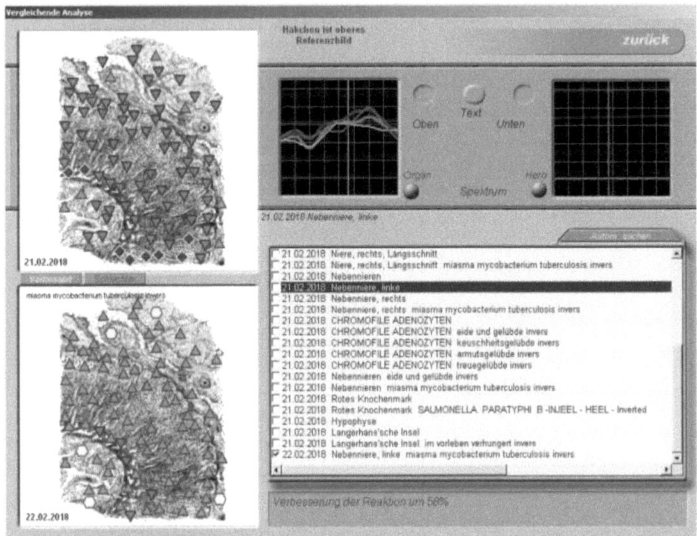

Abb. 7: *Schwere energetische Belastung der linken Nebenniere: Bei Invertierung des Miasma von Mycobacterium tuberculosis zeigt sich eine Verbesserung des energetischen Befundes um 58%.*

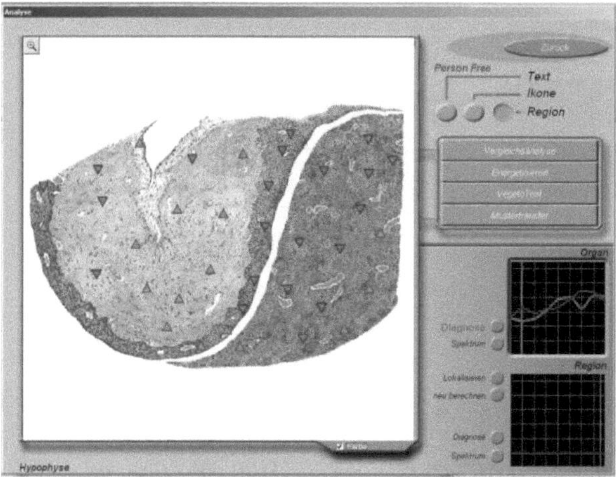

Abb. 8: *Die Hypophyse zeigt einen Normalbefund, weshalb davon auszugehen ist, dass das AGS dieser Patientin nicht durch eine hypophysäre Überstimulation ausgelöst wird. Das korreliert auch mit den hypophysären Hormonwerten in der Laboruntersuchung, die Normalbefunde aufweisen.*

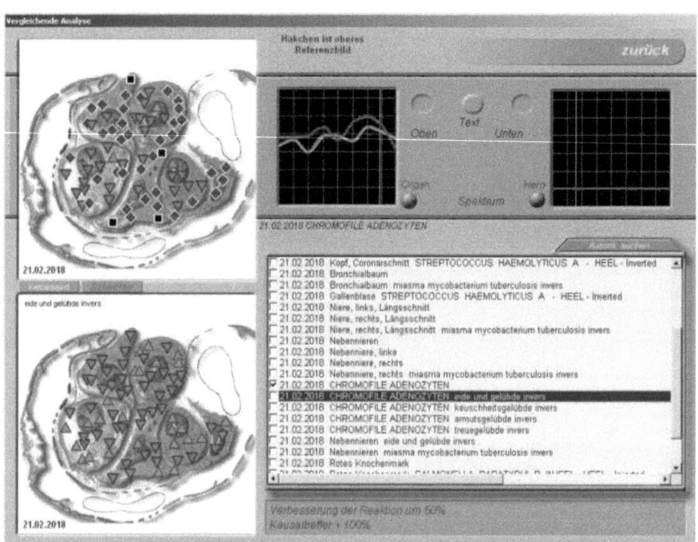

Abb. 9: *Nach Schilderung der Eltern zeigt das Mädchen auch Verhaltensauffälligkeiten, auf die sie sich keinen Reim machen können: Sie habe eine innige Beziehung zu ihrem Bruder, sei übermäßig fürsorglich, geradezu wie wenn sie mit ihm verheiratet wäre. Bei Invertierung von Eiden und Gelübden kommt es zu einer Verbesserung des energetischen Befundes um 50%.*

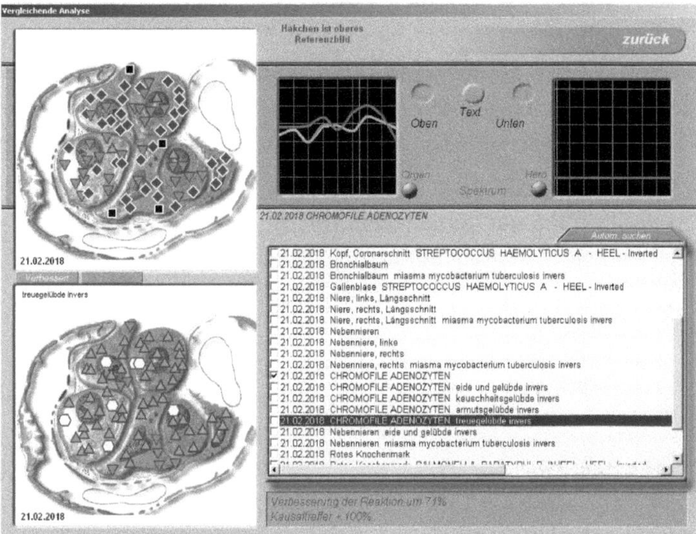

Abb. 10: *Bei Invertierung eines Treuegelübdes kommt es zu einer Verbesserung des energetischen Befundes um 71%.*

Bewertung: Ein höchst interessanter Fall, denn die informatorische Belastung durch das Miasma von Mycobacterium tuberculosis ist vererbt, und somit auch das AGS. Während es in der Schulmedizin heißt, beim kongenitalen AGS liege ein genetisch bedingter Defekt des Enzyms 21-Hydroxylase vor, wodurch weniger Cortisol gebildet werden könne, zeigt die aurachirurgische Analyse, dass die Vererbung nicht ausschließlich autosomal-rezessiv erfolgen muss, sondern auch epigenetisch durch einen zugrunde liegenden informatorischen Defekt zustande kommen kann. Die Auswirkung ist die gleiche: Der Defekt des Enzyms 21-Hydroxylase. Ein eindeutiger Hinweis darauf, dass die biochemischen Prozesse den energetisch-informatorischen nachgelagert sind.

Entsprechend den Laborbefunden zeigt sich ein unauffälliger Hypophysenbefund, somit scheidet z.B. ein Schädel-Hirntrauma als möglicher Auslöser einer energetischen Störung in der NLS-Analyse und als Ursache für das AGS aus. Auch ist dem Patientin kein entsprechendes Trauma erinnerlich.

Die Therapie besteht in der homöopathischen Ausleitungstherapie für die Information von Mycobacterium tuberculosis.

Nasenvergrößerung

Anamnese: 58-jähriger Patient kommt in die Behandlung wegen seiner immer größer werdenden roten Nase. Das Problem besteht bereits seit über 30 Jahren, der Dermatologe hat irgendwann die Diagnose einer Rosacea[1] und eines Rhinophym gestellt.

Aurachirurgie: In der Prüfung der karmischen Muster findet sich zunächst keine Auffälligkeit. Der Patient beschreibt eine große Kälteempfindlichkeit.

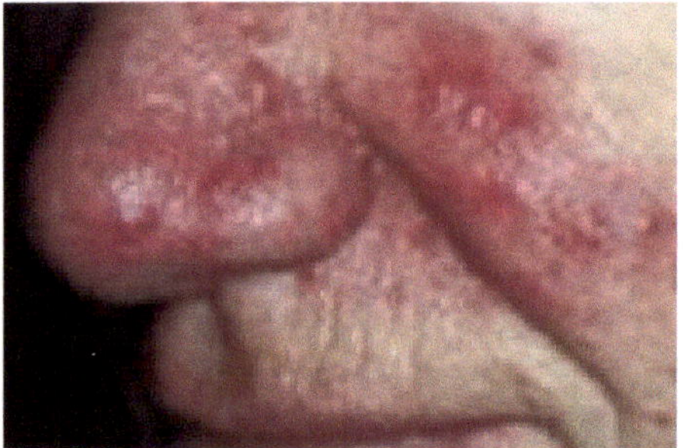

Abb. 11: *Bild einer Rosacea mit einem Rhinophym.*

---

[1] Rosacea („Kupferrose"), veraltete Bezeichnung Acne rosacea (lat. für Kupferfinnen oder Rotfinnen), ist eine Hauterkrankung, die überwiegend im Bereich des Mittelgesichts auftritt, meist im Alter zwischen 30 und 40 Jahren beginnt und sich oft zwischen dem 40. und 50. Lebensjahr deutlich verstärkt. Sie kann Ähnlichkeiten zur Akne zeigen, aber die zugrundeliegenden Erkrankungen sind verschieden. Die Rosacea äußert sich durch fleckförmige, teils schuppende Rötungen, aber auch Schwellungen der Gesichtshaut sowie durch entzündliche Papeln und Pusteln. Später können insbesondere bei Männern auch knollenartige Wucherungen der Nase entstehen, die Rhinophym (griechisch ῥίς, ῥινός „Nase" und φῦμα „Geschwür, Gewächs") oder Knollennase, Pfundsnase, Blumenkohlnase und Kartoffelnase genannt werden.

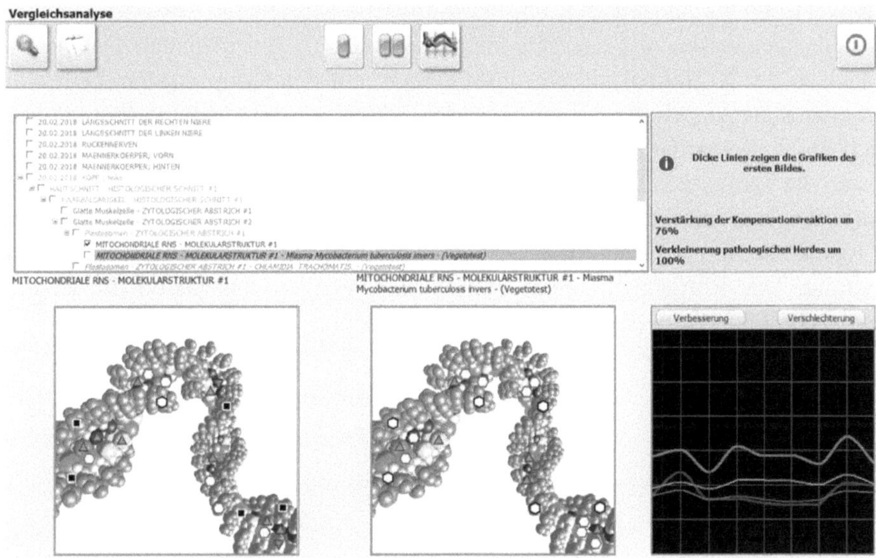

Abb. 12: *Energetische Belastung durch Mycobacterium tuberculosis auf der mitochondrialen RNS in den Plastosomen der glatten Muskulatur der Kopfhaut. Bei Invertierung Verbesserung des energetischen Befundes um 76%.*

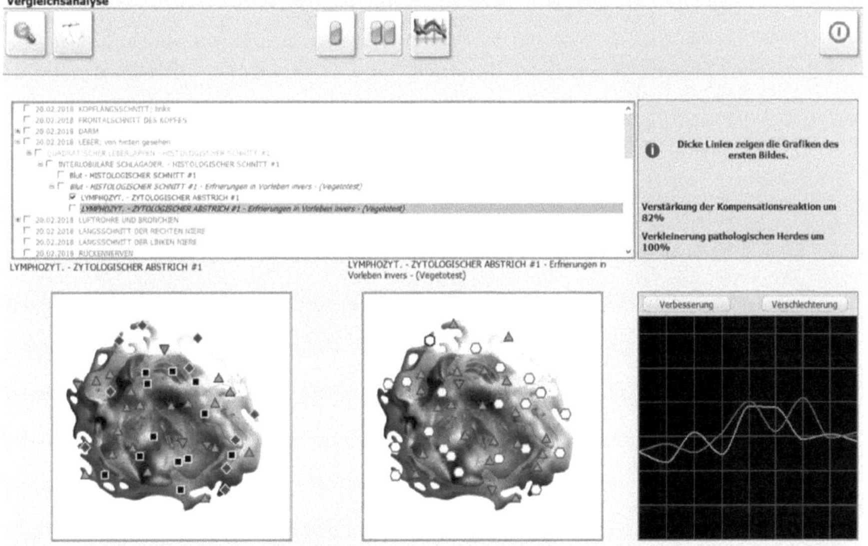

Abb. 13: *Energetische Belastung durch Erfrierung im Vorleben auf den Lymphozyten, bei Invertierung Verbesserung des energetischen Befundes um 82%.*

Bewertung: Es handelt sich um das karmische Muster der Erfrierung im Vorleben, nachweisbar als energetische Belastung auf verschiedenen Organstrukturen in der NLS-Analyse, hier insbesondere auf den Lymphozyten. Durch die energetische Ausleitung, im vorliegenden Fall mittels homöopathischer Globuli, auf die die invertierte Information der Erfrierung im Vorleben aufgespielt wird, kann die karmische Belastung reduziert werden. Die erneute NLS-Analyse nach drei Wochen zeigt, dass die energetische Belastung auf den vormals belasteten Organstrukturen vollständig ist, aber auch klinisch ergibt sich eine Verbesserung: Das Rhinophym bleibt zwar bestehen, allerdings lassen die Hautrötungen auf den Wangen an Intensität deutlich nach.

Zyste an der Schädelbasis

Anamnese: Der 48-jährige Patient, von Beruf Zahnarzt, kommt in die Praxis, legt eine Abbildung sowie das mit einem 3D-Drucker erstellte Kunststoffmodell einer rekonstruierten Zyste auf den Tisch des Aurachirurgen.

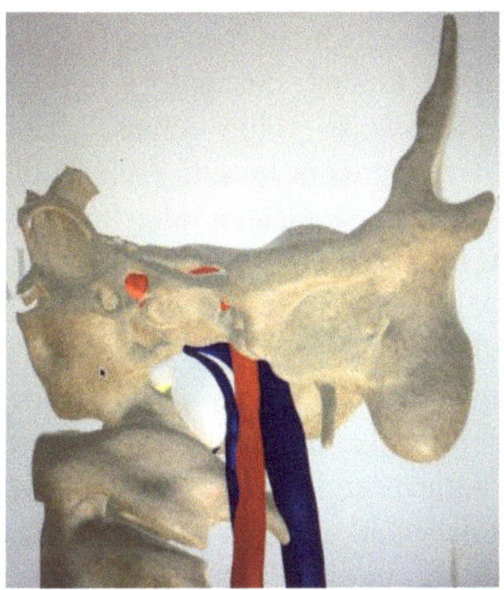

Abb. 14: *Schädelbasis an einem computeranimierten 3D-Modell. Die Zyste an der Schädelbasis ist weiß dargestellt und befindet sich unmittelbar zwischen Atlas und Schädelbasis, an der Dorsalseite des 1. Halswirbels. Unklar ist das genaue Zustandekommen, von den Neurochirurgen wird eine Zyste diskutiert, die ihren Ausgang vom N. hypoglossus nimmt, der an dieser Stelle läuft.*

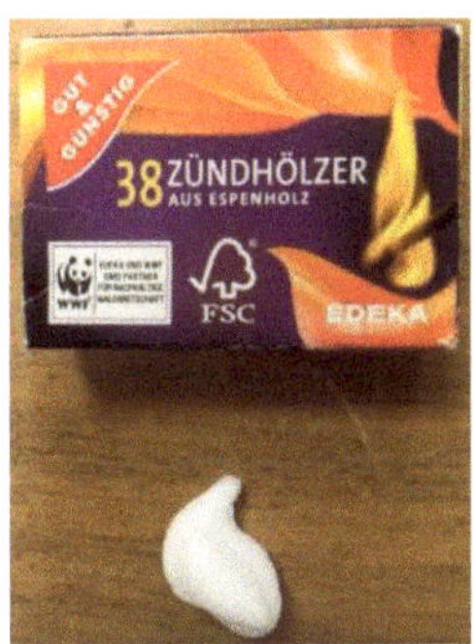

Abb. 15: *Dreidimensionales Modell der Zyste, ausgedruckt mit einem 3D-Drucker. Der Patient holt dieses Modell mit großer Vorsicht aus einer speziellen kleinen Schachtel und überreicht es dem Aurachirurgen stolz zur Ansicht. Die Abbildung zeigt das Größenverhältnis der Zyste im Vergleich zu einer Streich-holzschachtel.*

Aurachirurgie: In der Prüfung der karmischen Muster zeigt sich keine Auffälligkeit, insbesondere finden sich keine karmischen Belastungen im Bereich des Halses, d.h. in der Nähe der Zystenbildung.

Von der Symptomatik beschreibt der Patient eine Schmerzhaftigkeit im Halsbereich auf der betreffenden Seite. Er erzählt, er habe einen Traum gehabt, in dem er eine Art von virtueller Operation an einem Modell durchgeführt habe. Daraufhin sei er ins Internet gegangen und sei schließlich auf die Aurachirurgie gestoßen, die nach genau diesen Prinzipien arbeite. Er finde die aurachirurgische und somit energetisch-informatorische Vorgehensweise völlig schlüssig und möchte sich deshalb jetzt die Zyste in der Aura operieren lassen: Es folgt die aurachirurgische Operation der Zyste anhand der vom Patienten mitgebrachten Abbildung sowie anhand eine neutralen Abbildung im Anatomieatlas. Der Patient geht deutlich in Resonanz, als der Aurachirurg mit der chirurgischen Sonde auf die Zyste drückt, insbesondere aber als er mit dem Skalpell die Zystenstrukturen ausschneidet. Der Zysteninhalt wird mit einer Spritze abgezogen und energetisch verworfen, mittels des roten Lasers werden die Zystenwände anschließend verödet. Am Ende der aurachirurgischen Operation zeigt sich der Patient hocherfreut. Er meint, dass es das wohl gewesen sein dürfte und bittet den Aurachirurgen, das dreidimensionale Plastikmodell in den Mülleimer zu werfen. Er habe jetzt keine Zyste mehr an der Schädelbasis, entsprechend brauche er auch kein Modell mehr. Nachdem er zuvor das Modell mit so großer Vorsicht behandelt hatte, eine überraschende Wende, aber eine logische und gleichzeitig sinnvolle Entscheidung.

Narbe am Bauch

Anamnese: Der 9-jährige Schüler kommt in Begleitung seiner Eltern in die Behandlung. Nach Aussage der Eltern bestünden seit Monaten Schulschwierigkeiten, obwohl das Kind sehr intelligent sei und auch ein guter Schüler, allerdings habe er große Probleme mit der Lehrerin. Immer wieder provoziere er die Lehrerin durch Unfolgsamkeit und lache laut, wenn er zur Disziplin ermahnt würde. Während des Tages käme es immer wieder zu Einnässen, nicht jedoch während der Nacht. Die Eltern haben den Eindruck, ihr Sohn sei so sehr in seine Tätigkeiten versunken, dass er schlicht vergesse, auf die Toilette zu gehen. Während der Nacht habe er jedoch immer wieder Atemaussetzer während des Schlafens für etwa 20 Sekunden, was sehr beunruhigend sei. Das Kind grenze sich gerne ein, das käme bereits symbolisch beim Bauen von Burgen zum Ausdruck, wo der Bub immer sehr hohe Mauern aufbaue. Der Psychologin sei dies aufgefallen. Ansonsten leide der junge Patient nach Aussage des HNO-Arztes unter adenoiden Polypen, wiederkehrenden Mittelohrentzündungen und Mundgeruch. Auch ein Sodbrennen existiere seit Jahren. Der Bub selbst beschreibt, dass er jahrelang immer ein Kältegefühl am Kopf verspürt habe.

Aurachirurgie: Bei der Prüfung des karmischen Musters der medizinischen Versuche ergibt sich ein deutlicher Befund: Es findet sich eine Magensonde, ein Trachealtubus, Nasentamponaden sowie ein Druck auf der Harnblase, sobald der Aurachirurg auf einer entsprechenden Abbildung im Anatomieatlas mit der chirurgischen Sonde auf die Schleimhaut drückt. All diese energetischen Belastungen werden entsprechend regelkonform aurachirurgisch aufgelöst. Interessant ist, dass sich alle Belastungen auch in der NLS-Analyse entsprechend finden lassen. Während der Behandlung berichtet die Mutter, dass der Patient seit seiner Geburt eine eigenartige Narbe im Bereich des Oberbauches habe. Mit dieser Narbe sei das Kind bereits auf die Welt gekommen, und keiner habe bisher eine Erklärung für dieses Phänomen finden können. Die Mutter fragt den Aurachirurgen, ob diese Narbe unter Umständen auch mit den gerade gefundenen Medizinischen Versuchen im Zusammenhang stehen könne.

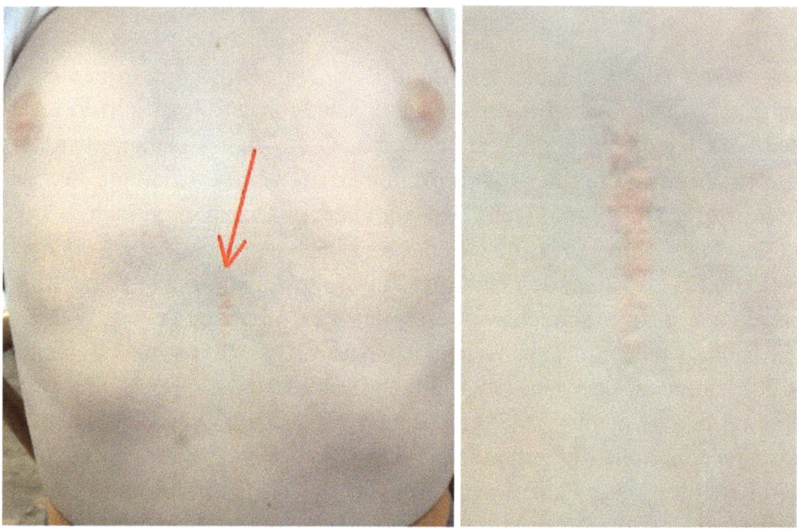

Abb. 16: *Am Oberbauch findet sich eine Narbe, die nach Aussage der Eltern seit der Geburt des Kindes besteht. Nach aurachirurgischer Interpretation handelt es sich hier um eine Magenfistel, die im Vorleben im Rahmen der Medizinischen Versuche von außen angebracht wurde.*

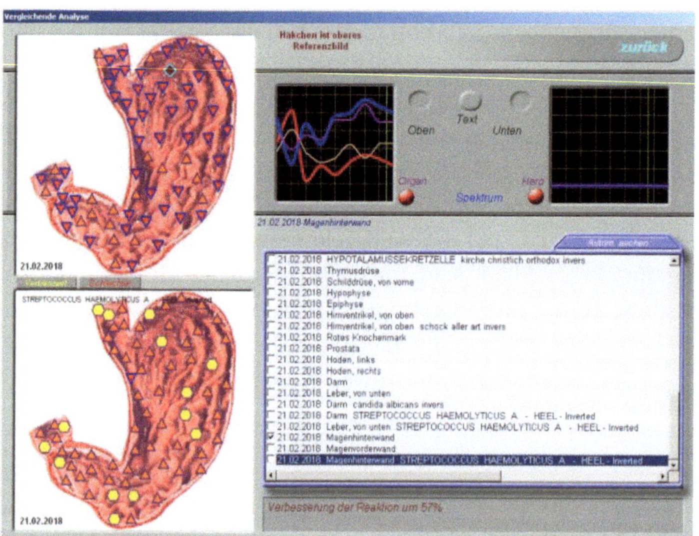

Abb. 17: *Im Magen findet sich eine energetische Schwäche, bedingt durch die Energie von Streptococcus haemolyticus, bei Invertierung kommt es zu einer Verbesserung des energetischen Befundes um 57%.*

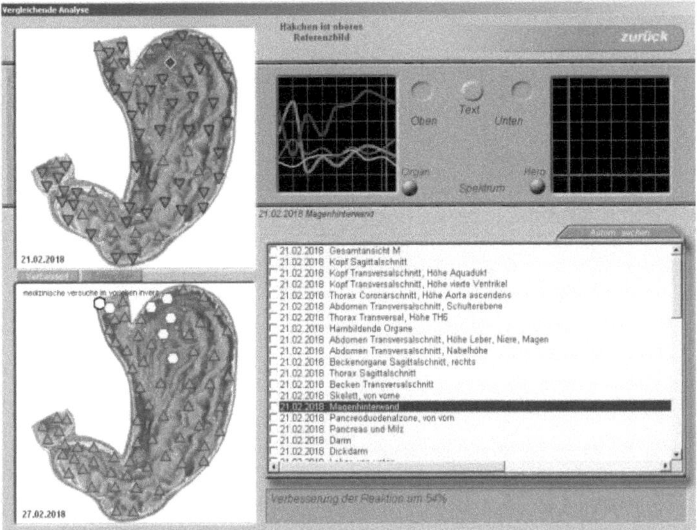

Abb. 18: *Bei Invertierung von Medizinische Versuche im Vorleben kommt es zu einer Verbesserung des energetischen Befundes um 54%. Bei aurachirurgischer Exploration der Magenschleimhaut am Anatomieatlas geht der Patient in eine Resonanz, die nach der Behandlung entsprechend verschwindet.*

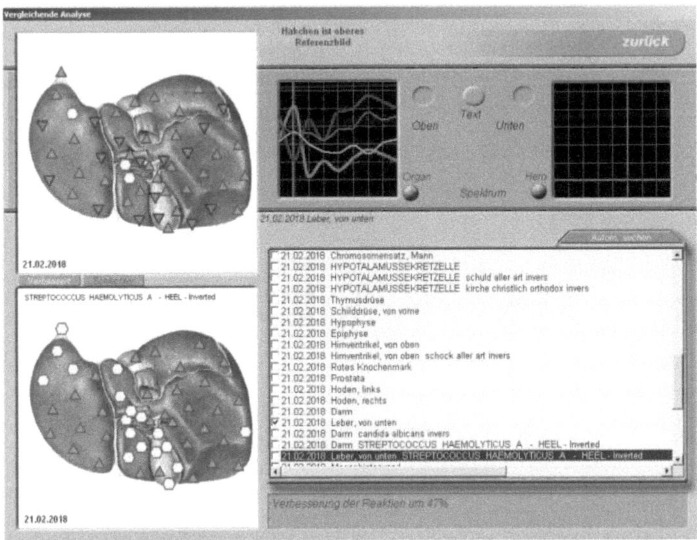

Abb. 19: *Auf der Leber findet sich eine energetische Schwäche, bedingt durch die Energie von Streptococcus haemolyticus. Bei Invertierung kommt es zu einer Verbesserung des energetischen Befundes um 47%.*

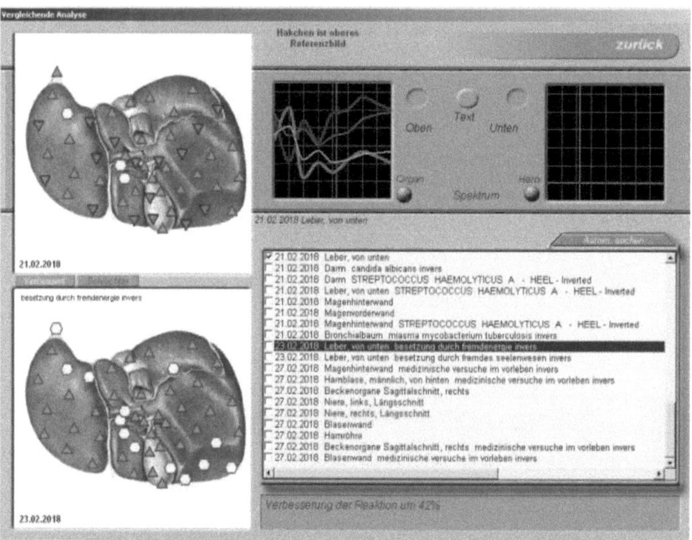

Abb. 20: *Fragt man nach einer Belastung durch eine Fremdenergie, wie sie die Energie von Streptococcus haemolyticus darstellt, kommt es bei Invertierung zu einer Verbesserung des energetischen Befundes um 42%.*

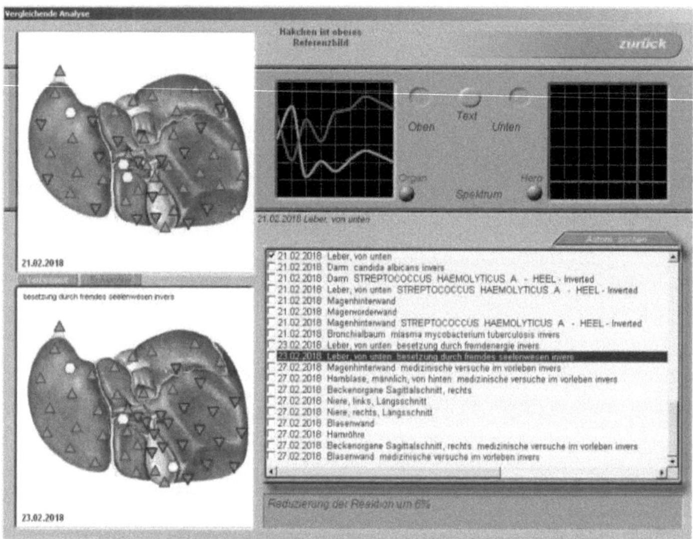

Abb. 21: *Bei Invertierung von Besetzung durch fremdes Seelenwesen kommt es zu einer Verschlechterung des energetischen Befundes um 6%, d.h. die Hypothese ist falsch.*

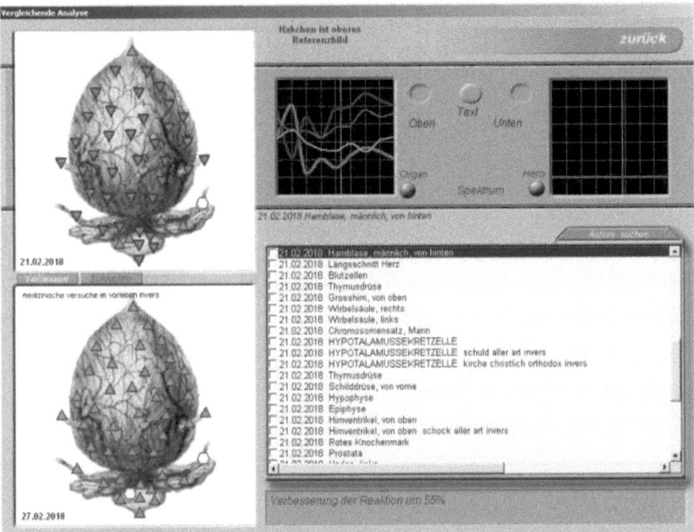

Abb. 22: *An der Blase zeigt sich eine energetische Schwäche, bei Invertierung von Medizinische Versuche im Vorleben kommt es zu einer Verbesserung des energetischen Befundes um 55%.*

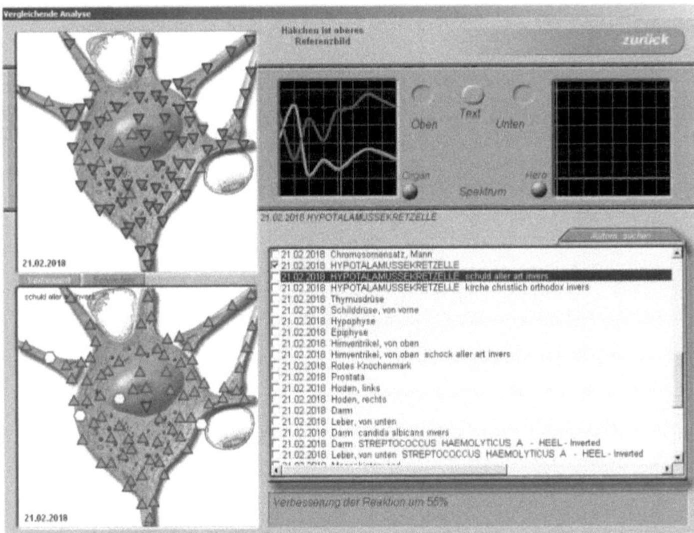

Abb. 23: *An der Hypothalamussekretzelle zeigt sich eine energetische Schwäche, bei Invertierung von Schuld aller Art kommt es zu einer Verbesserung des energetischen Befundes um 55%.*

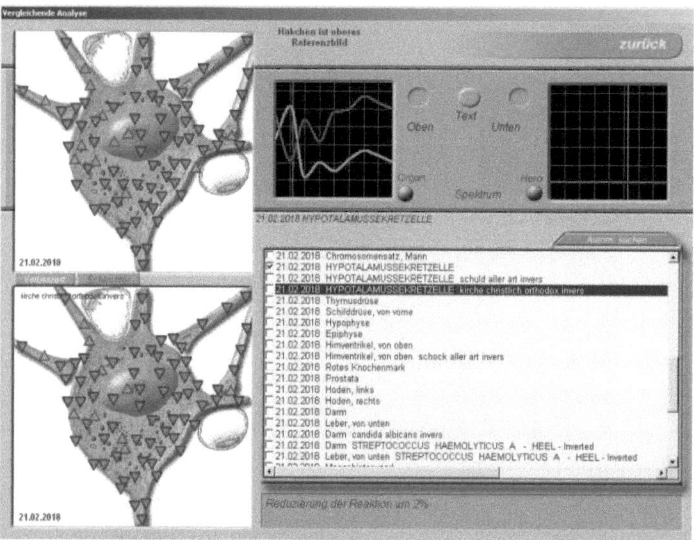

Abb. 24: *Bei Invertierung von Kirche christlich orthodox, der der Patient ange-hört, kommt es zu einer Verschlechterung des energetischen Befundes um 2%, die Hypothese ist somit falsch.*

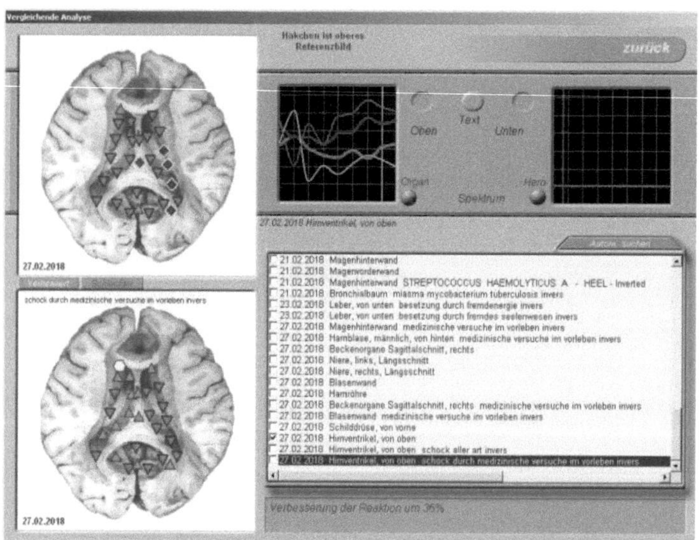

Abb. 25: *Auf den Hirnventrikeln zeigt sich eine energetische Schwäche, bei In-vertierung von Schock durch Medizinische Versuche im Vorleben kommt es zu einer Verbesserung des energetischen Befundes um 36%.*

Bewertung: Beeindruckend ist die Narbe am Oberbauch, die seit der Geburt besteht und zu deren Herkunft keine plausiblen Vorstellungen existierten. Unter Berücksichtigung der zahlreichen Symptome im Rahmen von Medizinischen Versuchen im Vorleben, die bei der aurachirurgischen Exploration gefunden werden, handelt es sich nach aurachirurgischer Interpretation um eine Magenfistel, die im Vorleben von außen angebracht wurde. Der Mundgeruch kann durch die Belastung des Magens mit Streptococcus haemolyticus gut erklärt werden, ebenso die Atemaussetzer während der Nacht mit virtuellen Nasentamponaden und den adenoiden Polypen. Die Belastung durch Streptococcus haemolyticus wird homöopathisch ausgeleitet, daraufhin verschwindet der Mundgeruch. Das seit Jahren bestehende Sodbrennen beruht auf einer Magensonde, die in der aurachirurgischen Exploration gefunden wird, und zwar sowohl beim virtuellen Zugang an der Sonde bei geöffnetem Mund als auch bei Druck mit der chirurgischen Sonde auf die Magenschleimhaut am Anatomieatlas als energetischem Surrogat. Das Einnässen während des Tages basiert nach aurachirurgischer Erkenntnis auf einem Blasenkatheter, der noch in der Aura liegt und entsprechend regelkonform gezogen werden kann. In der Folge verbessert sich die Situation des Patienten erheblich, das Einnässen während des Tages lässt deutlich nach und verschwindet schließlich. Das Sodbrennen ist gleich nach Durchführung der aurachirurgischen Operation verschwunden. Die energetischen Belastungen auf der Hypothalamussekretzelle und im Hirnventrikel werden im weiteren Verlauf durch die Eltern bearbeitet, da das Kind die Inhalte der Auflösungsurkunde noch nicht versteht.

Nachtschweiß

Anamnese: Die 37-jährige Patientin kommt in die Behandlung wegen eines vordiagnostizierten Blutkrebses, eine essentielle Thrombozytämie[2]. Die Erkrankung besteht bereits seit sieben Jahren. Entdeckt wurde die Anomalie auf Grund ihres allgemeinen Unwohlseins mit Nachschweiß bei einer routinemäßig durchgeführten Blutprobe, wo Zellzahlen von 1,2 Millionen Thrombozyten pro Liter Blut gefunden wurden. Nach einer ersten Chemotherapie habe sich die Zellzahl der Thrombozyten deutlich senken lassen und befinde sich jetzt trotz Chemotherapie seit einem Jahr wieder im Anstieg. Vor 3 Jahren sei ihr die Milz entfernt worden, da sie zu einem fußballgroßen Organ angeschwollen war, vor 1 Jahr Ovarektomie wegen Zystenbildung. Auch gebe es Herde in der Leber, wo zwischenzeitlich Leukozyten und Thrombozyten gebildet würden. Als große Belastung empfinde sie ihre Hände, denn hier käme es regelmäßig zu extremer Kälte in den Fingern, was als typisches Symptom dieser Erkrankung beschrieben sei. Einmalig habe sie wohl vor einigen Monaten eine kleine TIA gehabt, eine kurzzeitige Durchblutungsstörung am Auge mit einem Gesichtsfeldausfall, was sicht aber nach ein paar Stunden wieder gegeben habe. Ihr Ziel sei es nun, sich aurachirurgisch untersuchen zu lassen, um zu sehen, ob sich da etwaige karmische Belastungen finden, durch deren Auflösung sich der weitere Krankheitsverlauf abmildern lasse.

---

[2] Die essentielle Thrombozythämie, kurz ET, ist eine seltene Krankheit aus der Gruppe der myelo-proliferativen Erkrankungen, die mit einer starken Vermehrung der Thrombozyten im Blut (Thrombo-zytose) einhergeht. Die genaue Ursache der essentiellen Thrombozythämie ist unklar. Wahrscheinlich wird die Erkrankung durch mehrere mutationsbedingte Gendefekte ausgelöst. Einer dieser Gendefekte wurde im Jahr 2005 identifiziert. Es handelt sich um eine Punktmutation der JAK2-Kinase, die bei etwa 30% der ET-Patienten nachweisbar ist. Dabei kommt es an Position 617 des Proteins zu einem Austausch der Aminosäure Phenylalanin durch Valin (V617F). Diese Mutation beeinflusst die Signalübermittlung für verschiedene hämatopoetische Zytokine, wie Erythropoietin, Thrombopoetin und G-CSF und führt im Effekt zu einem Wachstumsvorteil der betroffenen hämatopoetischen Stammzellen. Die essentielle Thrombozythämie verläuft oft über Jahre asymptomatisch. Erst im späteren Krankheitsverlauf treten Beschwerden auf. Zu den wichtigsten Symptomen zählen Blutungen und Störungen der Mikrozirkulation, die sich unter anderem wie folgt manifestieren können: Sehstörungen, Kopfschmerzen, Schwindel, Tinnitus, Nachtschweiß, Nasenbluten, Zahnfleischbluten, Hämatome, Wadenkrämpfe, Schmerzen oder Parästhesien in den Akren, Erythromelalgie. Blutungen treten bei einer essentiellen Thrombozythämie typischerweise bei sehr hohen Thrombozytenwerten auf (> 2.000.000/µl). Sie sind auf eine Funktionsstörung der Thrombozyten zurückzuführen. Im fortgeschrittenen Stadium kommt es durch den gesteigerten Thrombozyten-Turnover zu einer Splenomegalie. Die gesteigerte Gerinnbarkeit des Blutes kann zu schwerwiegenden thromboembolischen Komplikationen führen. Dazu zählen: Myokardinfarkt, Lungenembolien, Transitorische ischämische Attacken, Apoplex, Milzinfarkt, Beinvenenthrombose, Pfortaderthrombose, Budd-Chiari-Syndrom.

Untersuchung	Ergebnis	Dimension	Interpret.	Referenzintervall*	
Basislabor					
Grosses Blutbild i.EDTA (maschinell)					
Hämoglobin (Hb) (98)	14.3	g/dl		12.0 - 15.4	
Erythrozyten (98)	4.90	Mio/ul		3.90 - 5.15	
Leukozyten (98)	40.3	Tsd/ul	++	3.9 - 10.2	
Thrombozyten (98)	901	Tsd/ul	++	150 - 370	

Thrombozytenwert unter Vorbehalt, da Thrombozytenaggregate nachgewiesen. Bei begründetem Verdacht auf eine Pseudothrombozytopenie Thrombozyten-Kontrolle aus eine: ThromboExakt-Monovette zu empfehlen.

Untersuchung	Ergebnis	Dimension	Interpret.	Referenzintervall*	
Hb-Konz.d.Einzelerythrozyten (MCHC) (98)	28.5	g/dl	–	31.5 - 36.0	
Mittl.corpusk.Hb-Gehalt (MCH) (98)	29.2	pg		27.0 - 33.5	
Erythrozyten-Einzelvolumen (MCV) (98)	102.2	fl	+	80 - 99	

MCV erhöht - Makrozytose bzw. Makrozytäre Anämie. Vitamin-B12/Holotranscobolamin (Holo-TC) - sowie Folsäure-Kontrollen empfohlen.

Untersuchung	Ergebnis	Dimension	Interpret.	Referenzintervall*	
Hämatokrit (Hk) (98)	50.0	%	+	35.5 - 45.0	
Erythrozyten-Verteilungsbreite (EVB) (98)	27.6	%	++	11.5 - 14.5	

stark ausgeprägte Anisozytose

Untersuchung	Ergebnis	Dimension	Interpret.	Referenzintervall*	
mittleres Thrombozytenvolumen (MTV) (98)	11	fl		7 - 12	
Diff-Blutbild i.EDTA (maschinell)					
Retikulozyten (98)	3.10	%	++	0.5 - 2.0	
Mikr. Diff. i.EDTA					
Mikro. Nachdiff.					
Myelozyten ()	1	%			
Juvenile Granulozyten ()	5	%			
Stabkernige Granulozyten ()	2	%		0 - 7	
Segmentkernige Granulozyten ()	74	%	+	40 - 70	
Lymphozyten ()	10	%	--	20 - 44	
Monozyten ()	3	%		2 - 10	
Eosinophile Granulozyten ()	0	%		0 - 6	
Basophile Granulozyten ()	5	%	+	0 - 2	

Abb. 26: *In dem von der Patientin mitgebrachten Befund zeigt sich eine Erhöhung der Thrombozytenzahl auf 901*1000/mikroliter bei einem Referenzwert von 160-370*1000/mikroliter. Auch die Leukozytenzahl ist deutlich erhöht, mit einem Wert von 40,3*1000/mikroliter. Angesichts der deutlichen Erhöhung der Leukozyten lässt sich auch diskutieren, ob es sich hier nicht um eine chronisch myeloische Leukämie[3] handelt, in deren Rahmen es ebenfalls häufig zu Erhöhungen der Thromozytenzahlen kommen kann.*

---

[3] Als chronische myeloische Leukämie, kurz CML, wird eine neoplastische Erkrankung des blutbildenden Systems bezeichnet. Es treten vermehrt unreife Formen von Leukozyten im Blut auf. Bei dieser Form der Leukämie sind die myeloischen Zellreihen betroffen, was auf die Granulozyten, Monozyten, Thrombozyten (bzw. Megakaryozyten) und Erythrozyten zutrifft. Die genaue Ursache der chronisch myeloischen Leukämie ist unbekannt. Es liegt eine maligne Entartung der pluripotenten Stammzellen des Knochenmarks vor. Als auslösende Faktoren werden Benzol, ionisierende Strahlung, Viren oder die Behandlung mit Chemotherapeutika diskutiert. In etwa 90% der CML-Fälle wird das nach seinem Entdeckungsort benannte Philadelphia-Chromosom (Ph) gefunden. Diesem kleinen atypischen Chromosom 22 liegt eine reziproke Translokation von Bruchstücken der Chromosomen 9 und 22 auf der Stammzellebene zugrunde. Bei der Translation entsteht ein BCR-ABL-Gen, das die Tyrosinkinase-Aktivität erhöht. Das Philadelphia-Chromosom wird außerdem auch bei etwa 20% der erwachsenen Patienten mit akuter lymphatischer Leukämie (ALL) gefunden. Dieses atypische Chromosom wird im wesentlichen für die Entstehung der Krankheit verantwortlich gemacht. Die genetische Störung der leukämischen Stammzelle führt nach Ablauf einiger Jahre zu einer Dominanz des Zellklons, der das Philadelphia-Chromosom aufweist. Die normale Hämatopoese wird dadurch sukzessive unterdrückt.

Aurachirurgie: Schwere schwarze Magie, mit Aufbäumung und Heulkrampf beim Zug am virtuellen Draht im Genitalbereich, deutliche Resonanz im Solarplexusbereich, erfolgreiche aurachirurgische Entfernung.

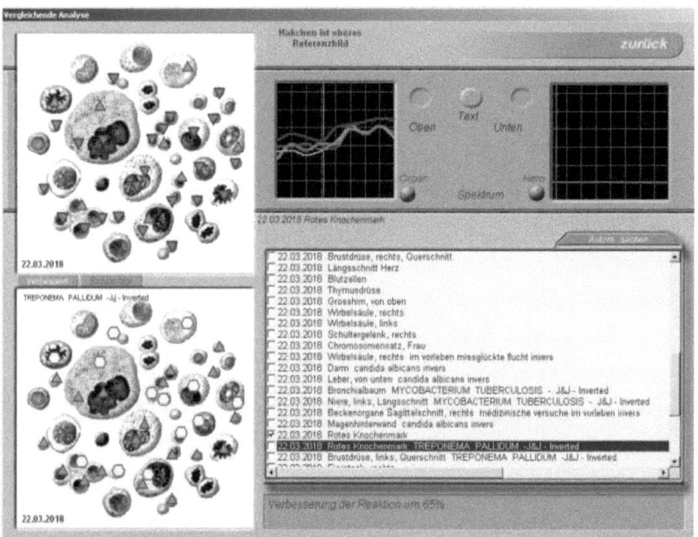

Abb. 27: *Auf den Knochenmark zeigt sich eine energetische Schwäche, bei Invertierung von Treponema pallidum kommt es zu einer Verbesserung des energetischen Befundes um 65%.*

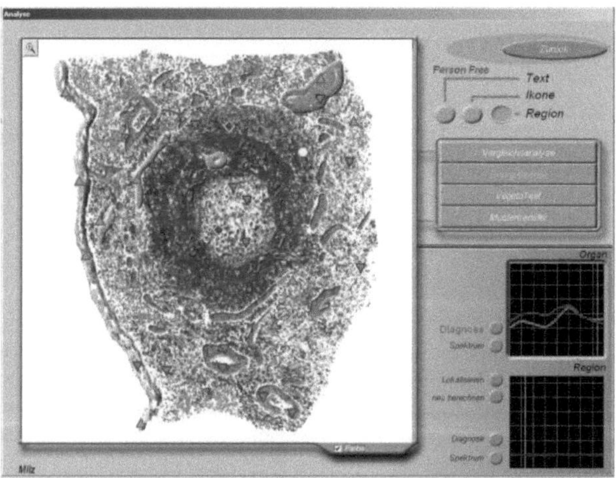

Abb. 28: *Die Milz, obwohl bereits vor Jahren operiert, ist energetisch immer noch vorhanden und zeigt eine energetische Störung.*

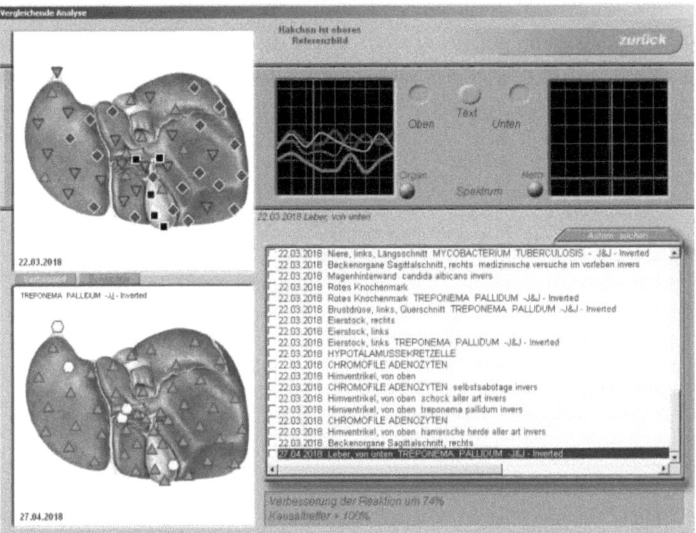

Abb. 29: *Die Leber, in der nach Angabe der Patientin myeloproliferative Herde existieren, die extramedullär als Blutbildungszentren fungieren, zeigt mehrere energetische Schwachstellen, die bei Invertierung von Treponema pallidum verschwinden, es kommt zu einer Verbesserung des energetischen Befundes um 74%.*

Bewertung: Dieser Fall ist insofern sehr interessant, als sich am Ort des Geschehens, nämlich im Roten Knochenmark, aber auch auf der Leber, dem Ort der extramedullären Blutbildung, eine deutliche energetische Belastung durch das Miasma von Treponema pallidum zeigt. Wie bereits mehrfach erwähnt, findet sich diese Belastung bei allen Tumorpatienten im Rahmen der NLS-Analyse, und zwar typischerweise auf dem Roten Knochenmark und eben auch lokoregional am Ort des Tumorwachstums. Die Erwartung der Aurachirurgie ist, dass nach energetisch-informatorischer Ausleitung der Belastung durch das Miasma von Treponema pallidum der zugrunde liegende Störimpuls verschwindet und damit das weitere Tumorwachstum eingedämmt wird. Diese Theorie steht keineswegs im Widerspruch zur Schulmedizin: Denn dort werden Mutationen an Chromosomen oder Translokationen zwischen bestimmten Chromosomen als ursächlich angenommen, ebenso wie Benzol, ionisierende Strahlung, Viren oder die Behandlung mit Chemotherapeutika. Geht man davon aus, dass das Miasma von Treponema pallidum als Störimpuls wirkt, so wäre vorstellbar, dass eben dieser Störimpuls die oben beschriebene Translokation auslöst, die dann letztlich zur Ausbildung der Myelodysplasie führt. Somit ein geistiges Prinzip als Verursacher einer morphologischen Störung. Die Patientin wird aurachirurgisch therapiert, zum einen durch eine homöopathische Ausleitungstherapie von Treponema pallidum, zum anderen durch die virtuelle Injektion von Antitumormitteln direkt in das Rote Knochenmark sowie in die Leber anhand der Abbildung im Anatomieatlas, den die Patientin auf dem Schoß liegend mit beiden Händen hält.

Befundstatus
Endbefund

Seite
1 von 4

Untersuchung	Ergebnis	Dimension	Interpret.	Referenzbereich
Probe ikterisch				
Probe hämolytisch				
Basislabor				
Grosses Blutbild i.EDTA (maschinell)				
Hämoglobin (Hb) (98)	14.3	g/dl		12.0 - 15.4
Erythrozyten (98)	4.73	Mio/ul		3.90 - 5.15
Leukozyten (98)	38.8	Tsd/ul	++	3.9 - 10.2
Leukozytenwert unter Vorbehalt, da Thrombozytenaggregate als Störfaktor vorliegen könn...				
Thrombozyten (98)	666	Tsd/ul	++	150 - 370
Thrombozytenwert unter Vorbehalt, da Thrombozytenaggregate nachgewiesen. Bei begründetem Verdacht auf eine Pseudothrombozytopenie Thrombozyten-Kontrolle aus ei... ThromboExakt-Monovette zu empfehlen.				
Hb-Konz.d.Einzelerythrozyten (MCHC) (98)	28.9	g/dl	-	31.5 - 36.0
Mittl.corpusk.Hb-Gehalt (MCH) (98)	30.1	pg		27.0 - 33.5
Erythrozyten-Einzelvolumen (MCV) (98)	104.2	fl	+	80 - 99
MCV erhöht - Makrozytose bzw. Makrozytäre Anämie. Vitamin-B12/Holotranscobolamin (Holo-TC) - sowie Folsäure-Kontrollen empfohlen.				
Hämatokrit (Hk) (98)	49.3	%	+	35.5 - 45.0
Erythrozyten-Verteilungsbreite (EVB) (98)	24.4	%	++	11.5 - 14.5
stark ausgeprägte Anisozytose				
mittleres Thrombozytenvolumen (MTV) (98)	11	fl		7 - 12
Diff-Blutbild i.EDTA (maschinell)				
Retikulozyten (98)	2.85	%	+	0.5 - 2.0
Mikr. Diff. i.EDTA				
Mikro. Nachdiff.				
Blasten ()	1	%	+	0 - 0
Myelozyten ()	1	%		
Juvenile Granulozyten ()	1	%		
Segmentkernige Granulozyten ()	76	%	+	40 - 70
Lymphozyten ()	5	%	--	20 - 44
Monozyten ()	6	%		2 - 10
Eosinophile Granulozyten ()	9	%	+	0 - 6
Basophile Granulozyten ()	1	%		0 - 2

Abb. 30: *In einer Kontrolluntersuchung 2 Monate später zeigt sich eine Verbesserung des Befundes, mit einer Verringerung der Thrombozytenzahl von 901*1000/mikroliter auf 666*1000/mikroliter bei einem Referenzwert von 160-370*1000/mikroliter. Auch die Leukozytenzahl hat sich etwas verringert, von 40,3*1000/mikroliter auf 38,8*1000/mikroliter. In der Nachmessung der NLS-Analyse zeigt sich, dass die miasmatische Belastung durch Treponema pallidum auf dem Roten Knochenmark verschwunden ist.*

Trauer

Anamnese: Die 51-jährige Patientin kommt in die Behandlung, weil sie seit Monaten unter einer eigenartigen Trauer leide. Nichts mache ihr mehr so recht Spaß, sie denke viel über ihr Alter nach, seitdem sie die 50 Jahre überschritten habe. Früher sei sie immer sehr unternehmungslustig gewesen, aktuell mache ihr nichts mehr so richtig Spaß. Der Hausarzt habe schon gemeint, sie habe vielleicht eine Depression und sie sollte es doch mal mit einem Antidepressivum probieren. Davor schrecke sie aber zurück, denn sie möchte nicht dauerhaft Tabletten einnehmen.

Aurachirurgie: In der aurachirurgischen Exploration findet sich das karmische Muster der missglückten Flucht mit einer Fallneigung auf die linke Seite, das aufgelöst wird. Insbesondere findet sich aber keine Belastung durch das karmische Muster des Sklavenjochs, was in Fällen depressiver Verstimmung häufig vorkommt.

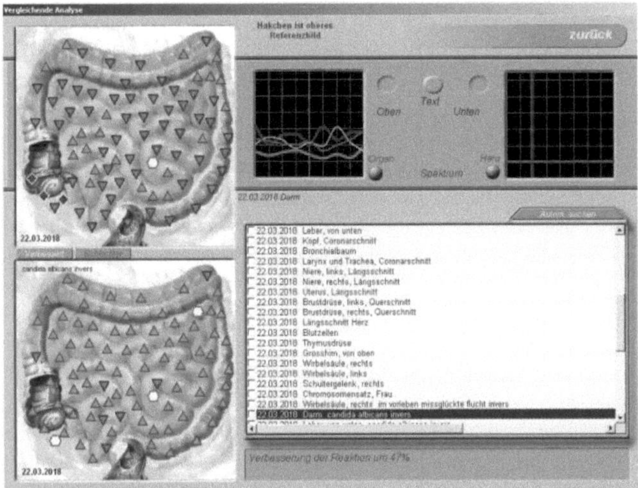

Abb. 31: *Darm: Es zeigt sich eine energetische Störung, bei Invertierung von Candida albicans verbessert sich der energetische Befund um 47%. Tatsächlich findet sich auch eine deutlich belegte Zunge, mit grün-gelblichen Belägen.*

Bewertung: Darmstörungen mit Schädigungen des Mikrobioms führen nicht nur zu Resorptionsstörungen mit Belastung der Leber und Ablagerungen von Fremdsubstanzen in Muskeln, Gelenken, Sehnen und Bändern, sondern es hat nach der Logik der TCM (Element Metall) auch eine emotionale Komponente, die Trauer. Nach Durchführung einer Darmsanierung verbessert sich die psychische Situation der Patienten prompt und der alte Zustand kehrt wieder zurück.

Schreie und Flüche

Anamnese: Die 49-jährige Patientin kommt in die Behandlung, nachdem bereits vor 20 Jahren bei ihr ein Tourette[4] Syndrom diagnostiziert worden war.

Aurachirurgie: In der aurachirurgischen Exploration findet sich das karmische Muster der Schwarzen Magie in einer besonders ausgeprägten Form. Insbesondere am Hals, wo typischerweise Sprechblockaden, aber auch irreguläre Äußerungen keine Seltenheit sind bei Menschen, die von der Energie der Schwarzen Magie betroffen sind. Viele Patienten beschreiben einen geradezu zwanghaften Impuls, der nicht selten dazu führt, dass sie inkongruente Inhalt von sich geben, d.h. sie wollen etwas Bestimmtes sagen, sagen aber entweder das Gegenteil oder etwas, was sie zumindest in dieser Form nie sagen wollten. Das erinnert in besonderer Weise an die zwanghaften Sprechimpulse der Touret-

---

[4] Das Gilles-de-la-Tourette-Syndrom (kurz Tourette-Syndrom) ist eine nach dem französischen Neurologen und Psychiater Georges Gilles de la Tourette erstmals 1884/85 auf Anregung seines Lehrers Jean Martin Charcot beschriebene Erkrankung des Nervensystems vorwiegend genetischen Ursprungs, deren besondere Merkmale in unwillkürlichen Bewegungen (Tics, von französisch tic, deutsch ‚nervöses Zucken‘) und ebenfalls Tic-artigen Laut- oder auch sprachlichen Äußerungen bestehen. Das Tourette-Syndrom wird zu den zentralnervösen Bewegungsstörungen gerechnet und hier speziell zu den extrapyramidalen Hyperkinesien. Das Tourette-Syndrom weist spezifische Leitsymptome und in der Regel weitere Auffälligkeiten auf. Das konkrete Erscheinungsbild variiert von Patient zu Patient. Bei Tics handelt es sich um unwillkürliche, rasche, meistens plötzlich einschießende und mitunter sehr heftige Bewegungen, die immer wieder in gleicher Weise einzeln oder serienartig auftreten können. Lautliche, ungewollte Äußerungen wie Ausrufe oder Geräusche zählen mit dazu. Hauptsymptome sind motorische und lautliche Tics verschiedener Art, die häufig erstmals im Grundschulalter auftreten und sich meist bis ungefähr zum 14. Lebensjahr voll ausprägen. Eine Verstärkung ist oft in der Pubertät festzustellen. Bei einigen Patienten lassen die Tics zwischen dem 16. und 26. Lebensjahr wieder nach, die Mehrheit der Betroffenen muss jedoch ein Leben lang versuchen, mit diesen zurechtzukommen. Einfache motorische Tics können sich als Augenblinzeln, Naserümpfen, Kopfwerfen oder Grimassenschneiden äußern. Beispiele für einfache vokale Tics sind das Ausstoßen von bedeutungslosen Lauten, Husten oder das Nachahmen von Tiergeräuschen. Die Unterschiedlichkeit der Symptome ist groß, sodass jeder Betroffene ein eigenes Erscheinungsbild zeigt, das sich mit der Zeit auch verändern kann. Unter die Kategorie der komplexen Tics fallen im motorischen Bereich das imitierende Grimassenschneiden und das Nachmachen von Handlungen Anderer (Echopraxie). Selbstverletzendes Verhalten, auch bei tic-artiger Wiederholung, wird jedoch anderen – möglicherweise begleitenden – Störungen zugerechnet. Komplexe vokale Tics sind das Nachsprechen von Wörtern (Echolalie bzw. Palilalie) oder das als Koprolalie bekannte Herausschleudern obszöner und aggressiver Ausdrücke. Die Symptome können entweder permanent auftreten, mehrfach am Tag (zumeist in Serien) oder nur in Belastungssituationen. Typisch ist auch die Fähigkeit vieler Betroffener, ihre Tics über bestimmte Zeiträume hinweg zu unterdrücken. Es wurde festgestellt, dass sie – im Vergleich zu Gesunden – insgesamt eine erhöhte Fähigkeit haben, die Auslösung von Bewegungen zu kontrollieren. Dies wurde auf einen Trainingseffekt durch die Unterdrückung von Tics und entsprechende Anpassungen im Gehirn zurückgeführt. Die Übung der Unterdrückung könne daher ein sinnvoller Teil der Therapie sein.

te-Patienten, die eben entweder Flüche (Koprolalie) oder undefinierte Laute (z.B. Grunz-Laute) ausstoßen. Das ganze hat den Charakter einer Verfluchung, bei dem die Menschen von fremden Energie beeinflusst zu sein scheinen.

Bewertung: Nach Auslösung des karmischen Musters der Schwarzen Magie verbessert sich die Symptomatik der Patientin, die unerwünschten Inkongruenzen zwischen intendierten und gesprochenem Inhalten werden weniger, auch der zwanghafte Charakter der Störung lässt deutlich nach. Bekanntlich wird das karmische Muster der Schwarzen Magie vererbt, hauptsächlich von der Mutter auf die Nachkommen. Insofern ist die beim Tourette-Syndrom bekannte Vererblichkeit im Rahmen der aurachirurgischen Interpretation durchaus erklärbar. Bei manchen Patienten kommt es nach der aurachirurgischen Auflösung der Schwarzen Magie zu einem Erstverschlimmerungseffekt, was naturgemäß als besonders störend empfunden wird. Jedoch legt sich dieser Effekt nach einigen Tagen, so dass die Patienten dann eine nachhaltige Besserung erfahren.

Autismus

Anamnese: Der 23-jährige Patient kommt in die Behandlung wegen eines Autismus[5], der seit der Kindheit besteht und von einem Psychiater diagnostiziert wurde. Nach Aussage der begleitenden Mutter spreche ihr Sohn immer schon sehr wenig, auch gebe es wenig Kontakt zu Gleichaltrigen, ihr Kind sei verschlossen.

Aurachirurgie: Nachdem der Patient beim der aurachirurgischen Exploration schon zu Beginn den Eindruck eines Schweigegelübdes erweckt, weil er so zögerlich auf die durch de Aurachirurgen durchgeführten Manöver reagiert, wird eine NLS-Analyse der Schilddrüse durchgeführt, wo sich tatsächlich eine deutliche energetische Störung zeigt.

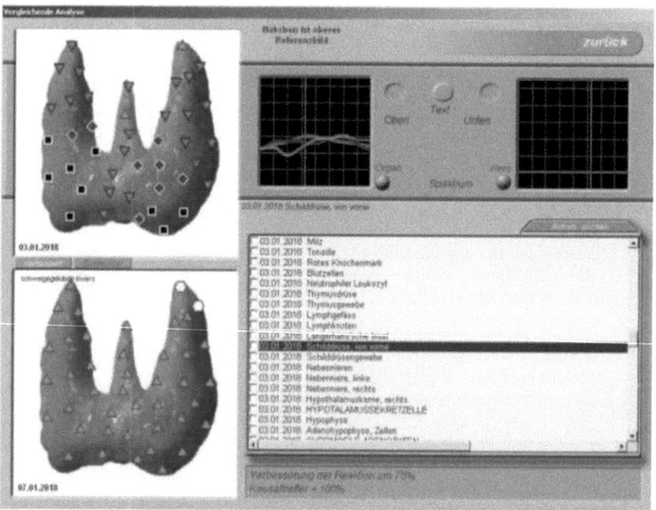

Abb. 32: *Schilddrüse: Deutliche energetische Belastung, bei Invertierung von Schweigegelübde verbessert sich der energetische Befund um 75%..*

---

[5] Autismus ist eine tiefgreifende Entwicklungsstörung, die als Autismus-Spektrum-Störung diagnostiziert wird. Diese tritt in der Regel vor dem dritten Lebensjahr auf und zeigt sich in drei Bereichen: Problemen im sozialen Umgang (z. B. beim Verständnis und Aufbau von Beziehungen), Auffälligkeiten bei der Kommunikation (sprachliche und nicht-sprachliche Verständigung) und eingeschränkten Interessen mit stereotypen, sich wiederholenden Verhaltensweisen. Aufgrund ihrer Einschränkungen benötigen die meisten Autisten eine lebenslange Hilfe und Unterstützung. Autismus ist unabhängig von der Intelligenzentwicklung, jedoch gehört Intelligenzminderung zu den häufigen zusätzlichen Einschränkungen. Trotz umfangreicher Forschungsanstrengungen gibt es derzeit keine allgemein anerkannte Erklärung der Ursachen autistischer Störungen.

Des weiteren findet sich das karmische Muster der Schwarzen Magie in sehr ausgeprägter Form, insbesondere am Hals, an der Brust, am Bauch und beim Zug am virtuellen Draht zwischen den Beinen. Energetische Belastungen durch die Schwarze Magie am Hals führen zu Sprechblockaden, wie sie der Patient in ausgeprägter Form hat. Energetische Störungen an der Brust führen zu einem eingeschränkten Selbstwertgefühl und Selbstbewusstsein, aber auch zu erheblichen Abgrenzungsproblemen im Sinne von gestörtem Nähe- und Distanzempfinden. Gerade diese Problematik steht beim Patienten sehr im Vordergrund, zumal er keinen Kontakt zu Alterskollegen sucht. Auch die energetischen Belastungen am Bauch sind im vorliegenden Fall bezeichnend, denn hier kommt es zu Störungen der Emotionalität: Der Patient beschreibt eindrucksvoll, dass immer dann, wenn etwas schön oder angenehm sei, sich eine innere Stimme melde, die da sagt, er solle sich nicht zu früh freuen, die schöne Situation stehe ihm nicht zu und würde auch nicht lange anhalten. Die Resonanz, die beim Zug zwischen den Beinen auftritt, beschreibt den virtuellen Draht, der über das Genitale eingeführt ist. Patienten mit solchen Belastungen haben Lebensangst und leiden und Lebensversagen, kommen unter Umständen ihr Leben lang nicht richtig auf die Beine, weder beruflich noch privat. Alle Muster werden aurachirurgisch erfolgreich gelöst, bis die Resonanz bei Nachtestung vollständig verschwunden ist.

Bewertung: Nach Auslösung des karmischen Musters des Schweigegelübdes sowie der Schwarzen Magie verbessert sich die Situation des Patienten deutlich. Insbesondere sucht er vermehrt Kontakt zu Gleichaltrigen und wird deutlich umgänglicher. Die Sprecharmut, die früher ein großes Problem sowohl für den Patienten als auch für sein Umfeld darstellte, reduziert sich deutlich, der Patient beteiligt sich zunehmend an Gesprächen und bringt auch eigene Gedanken in die Diskussionen mit ein. Was letztlich im Vordergrund stand, das Schweigegelübde oder die Schwarze Magie, kann nicht abschließend beurteilt werden. Es sind aber nach aurachirurgischer Sicht zwei getrennte Entitäten, die auch unterschiedlich therapiert werden.

Hautrötung durch Zeckenbiss

Anamnese: 2006 Borrelieninfektion[6] durch Zeckenbiss am Unterarm mit einem Erythema chronicum migrans[7]. Immer wieder kommt es seitdem zu Fieberschüben, die durch die wohl noch im Körper befindlichen Borrelien ausgelöst sind.

Aurachirurgie: In der aurachirurgischen Exploration findet sich das karmische Muster der missglückten Flucht, das regelkonform aurachirurgisch aufgelöst wird.

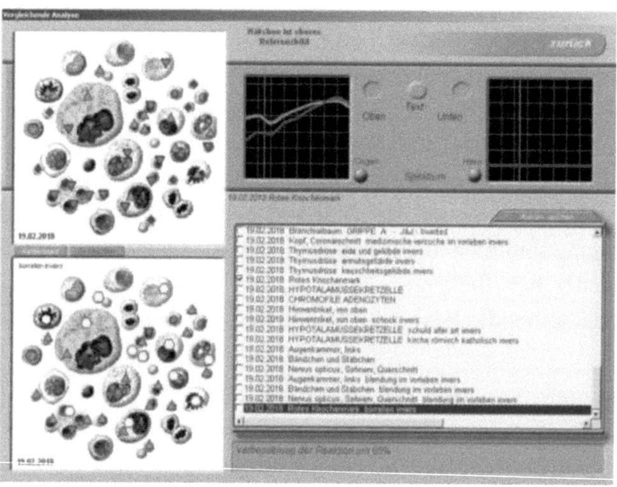

Abb. 33: *Energetische Belastung des Roten Knochenmarks, bei Invertierung von Borrelien kommt es zu einer Verbesserung des energetischen Befundes um 65%.*

---

[6] Borreliose ist eine allgemeine Bezeichnung für verschiedene Infektionskrankheiten, die durch Bakterien der Gattung Borrelia (umgangssprachlich Borrelien) aus der Gruppe der Spirochäten ausgelöst werden. Die Erkrankungen kommen beim Menschen und bei allen anderen Säugetieren vor und können durch den Befall aller Körpergewebe vielfältige klinische Symptome auslösen. Die Übertragung erfolgt vor allem durch Zecken aber auch durch Pferdebremsen. Die Lyme-Borreliose oder Lyme-Krankheit (nach dem Ort Lyme, Connecticut) wird durch das Bakterium Borrelia burgdorferi ausgelöst. Es können alle Organe und Gewebe befallen werden. Die Erkrankung kommt beim Menschen und allen anderen Säugetieren sowie Vögeln vor. Die Übertragung erfolgt vor allem durch den Holzbock, eine Zeckenart, sowie deren als Nymphe bezeichnete Larve, sehr selten auch durch Stechmücken oder Pferdebremsen. Die Nymphen sind mit bloßem Auge kaum erkennbar. Da sie nach ihrer meist unbemerkten Blutmahlzeit von der Haut abfallen, weiß der Gebissene in diesem Fall nichts von einer möglichen Borreliose-Infektion und wird erst aufmerksam, wenn die Symptome auftreten.

[7] Unter einem Erythema chronicum migrans versteht man eine sich ausbreitende Rötung der Haut nach einem Zeckenstich.

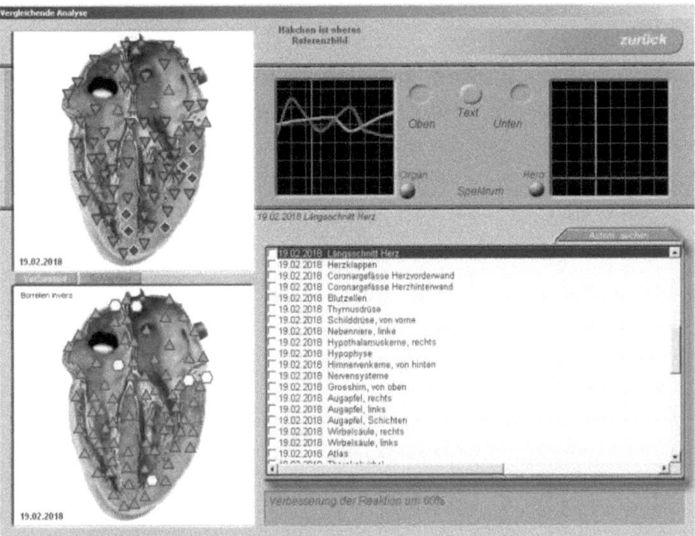

Abb. 34: *Energetische Belastung des Herzmuskels im Längsschnitt Herz, bei Invertierung von Borrelien kommt es zu einer Verbesserung des energetischen Befundes um 60%.*

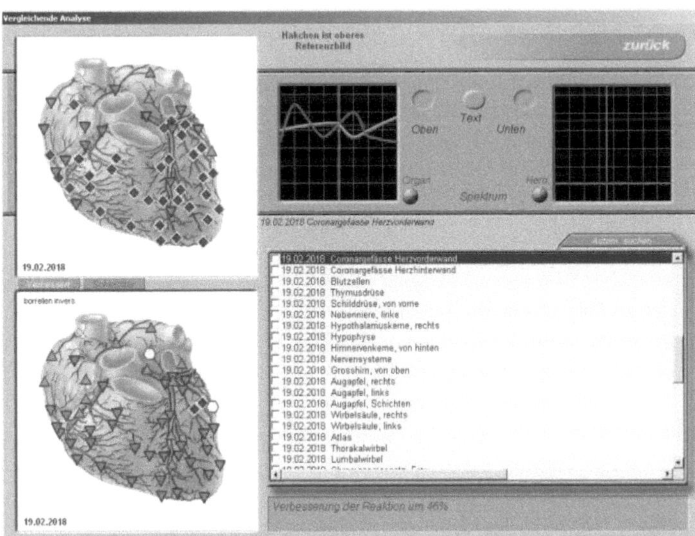

Abb. 35: *Energetische Belastung der Coronargefäße der Herzvorderwand, bei Invertierung von Borrelien kommt es zu einer Verbesserung des energetischen Befundes um 46%.*

Bewertung: Es ist beeindruckend ist, an wie vielen Stellen sich Borrelien in der NLS-Analyse nachweisen lassen. Unter dem Stichwort der „Camouflage" wird das Verhalten der Borrelien beschreiben, sich intrazellulär in verschiedenen Organsystemen zu verstecken, weshalb die Behandlung sehr schwierig sein kann. Im vorliegenden Fall wird es mit der homöopathischen Ausleitungstherapie durch Invertierung der Information versucht, was nach einigen Monaten der Therapie gelingt.

Erhöhter Augeninnendruck

Anamnese: 70-jährige Patientin, seit 30 Jahren erhöhte Augeninnendruckwerte[8]. Therapie mit Travatan[9] Tropfen 1 mal abends. Dadurch Senkung von 32 mmHg vor 20 Jahren auf aktuell 22 mmHg, linkes Auge höher als rechts. Seit Jahren bekannte Leberschwäche, die mit Akupunktur behandelt wird. Nach Aussage der Patientin verbessert sich der Augeninnendruckwert auch jedesmal nach einer Akupunkturbehandlung für einige Zeit.

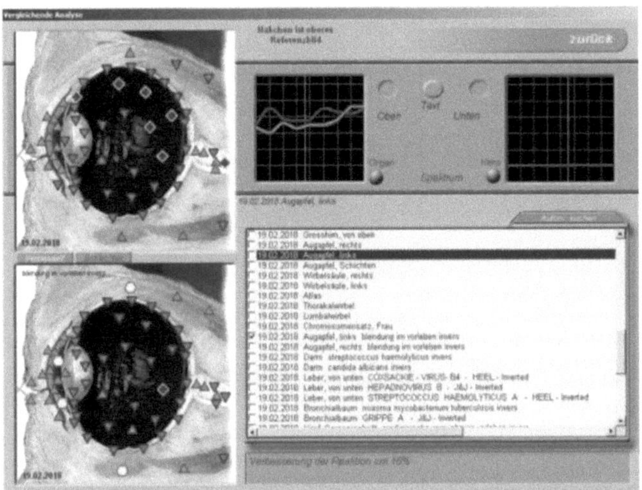

***Abb. 36:** Energetische Schwäche im linken Augapfel, bei Invertierung von Blendung im Vorleben verbessert sich der energetische Befund um 16%.*

---

[8] Als Augeninnendruck (Synonym: intraokularer Druck, medizinisch: Tensio) bezeichnet man den physikalischen Druck, der auf der Augeninnenwand lastet. Er bewirkt eine konstant glatte Wölbung der Hornhautoberfläche, einen gleich bleibenden Abstand zwischen Hornhaut (Cornea), Linse und Netzhaut des Auges sowie eine gleichmäßige Ausrichtung der Fotorezeptoren auf der Netzhaut. Zudem hält er die stabile Kugelform des Augapfels aufrecht. Die Regulierung des Augeninnendrucks erfolgt durch das Kammerwasser. Es wird vom Epithel des Ziliarkörpers gebildet und gelangt zwischen Iris und Augenlinse durch die Pupille in die Vorderkammer des Auges. Von dort fließt es zum größten Teil über das Trabekelwerk des Kammerwinkels durch den Schlemmschen Kanal in das episklerale Venensystem ab. Der intraokulare Druck ist abhängig von der Kammerwasserproduktion und dem Abflusswiderstand des Trabekelwerkes. Der normale Augeninnendruck liegt etwa zwischen 10 und 21 mmHg.

[9] Travoprost ist ein Wirkstoff aus der Gruppe der Prostaglandin-Analoga zur Behandlung eines erhöhten Augeninnendrucks. Die Wirkungen beruhen auf einer Verstärkung des Kammerwasserabflusses. Die Tropfen werden einmal täglich abends in den Bindehautsack der betroffenen Augen gegeben. Zu den möglichen unerwünschten Wirkungen gehören eine verstärkte Durchblutung des Auges, lokale Reaktionen am Auge, Veränderungen der Wimpern und der Augenfarbe.

Aurachirurgie: In der aurachirurgischen Exploration findet sich das karmische Muster der Blendung im Vorleben.

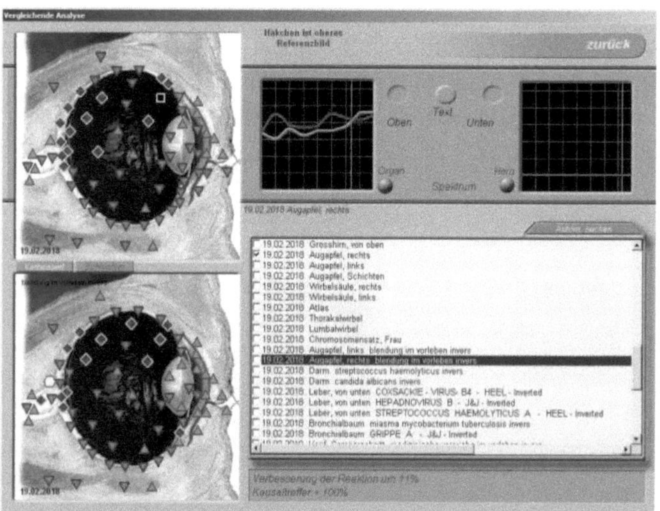

Abb. 37: *Energetische Schwäche im rechten Augapfel, bei Invertierung von Blendung im Vorleben verbessert sich der energetische Befund um 11%.*

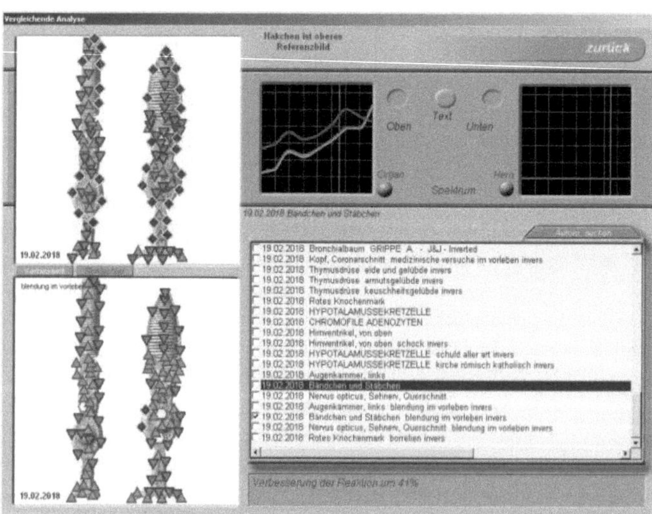

Abb. 38: *Deutliche energetische Schwäche auf den Stäbchen und Zäpfchen, bei Invertierung von Blendung im Vorleben verbessert sich der energetische Befund um 41%.*

Sobald der Aurachirurg an einem virtuellen Stab vor dem Auge zieht und diesen rein- und raus bewegt, geht die Patientin in Resonanz und beschreibt, dass sie diese Bewegung als Druck im Auge spüren kann. Als der Aurachirurg den Stab aus dem Auge zieht und danach erneut die Resonanz auszulösen versucht, ist die Empfindung verschwunden.

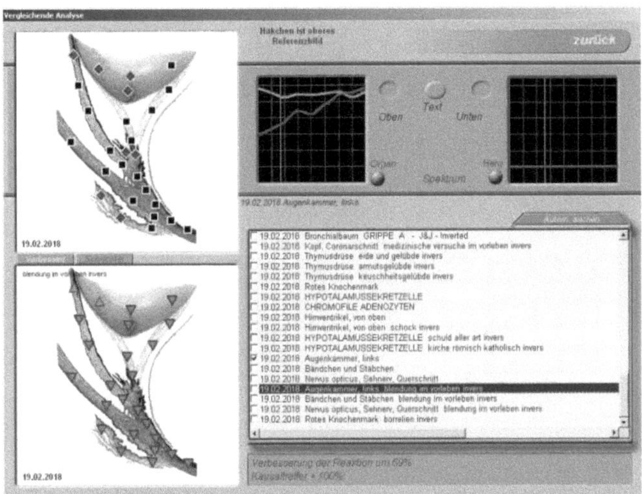

Abb. 39: Deutliche energetische Schwäche im Kammerwinkel, der Abflussstelle des Kammerwassers. Bei Invertierung von Blendung im Vorleben verbessert sich der energetische Befund um 69%.

Bewertung: Aus der TCM ist der Zusammenhang zwischen Leber und Auge innerhalb des Elements Holz bekannt. Insofern ist es nachvollziehbar, dass durch Akupunkturbehandlungen des Lebermeridians die Augeninnendruckwerte sinken, wie dies aus vielen klinischen Fällen bekannt ist. Die Kombination aus klinischem Befund, aurachirurgischer Testung und NLS-Analyse ergibt die Diagnose einer Blendung im Vorleben, die aktuell zu einer Erhöhung der Augeninnendruckwerte führt. Nachdem die Leber nur mittelgradig energetisch geschwächt ist und auch kein Erreger als Kausalitätsfaktor in der NLS-Analyse gefunden werden kann, konzentriert sich die aurachirurgische Behandlung auf die energetische Ausleitung des karmischen Musters der Blendung im Vorleben. Und tatsächlich: Drei Wochen nach Therapie werden die Augeninnendruckwerte nochmals gemessen. Auf dem linken Auge hat sich der Wert von 23 mmHg auf 18 mmHg und auf dem rechten Auge von 22 mmHg auf 19 mmHg reduziert, bei unveränderter Medikation mit Travatan. Nach einem weiteren Monat liegt der Augeninnendruck beidseits bei sage und schreibe 14 mmHg, die Medikation mit Travatan kann reduziert und schließlich sogar abgesetzt werden.

Vaterunser

Anamnese: 53-jährige Frau betet ein Vaterunser[10]: „Vater unser im Himmel, geheiligt werde dein Name. Dein Reich komme. Dein Wille geschehe, wie im Himmel, so auf Erden. Unser tägliches Brot gib uns heute. Und vergib uns unsere Schuld, wie auch wir vergeben unsern Schuldigern. Und führe uns nicht in Versuchung, sondern erlöse uns von dem Bösen. Denn dein ist das Reich und die Kraft und die Herrlichkeit in Ewigkeit. Amen.“

Aurachirurgie: Unmittelbar im Anschluss an das Gebet erfolgt eine NLS-Analyse.

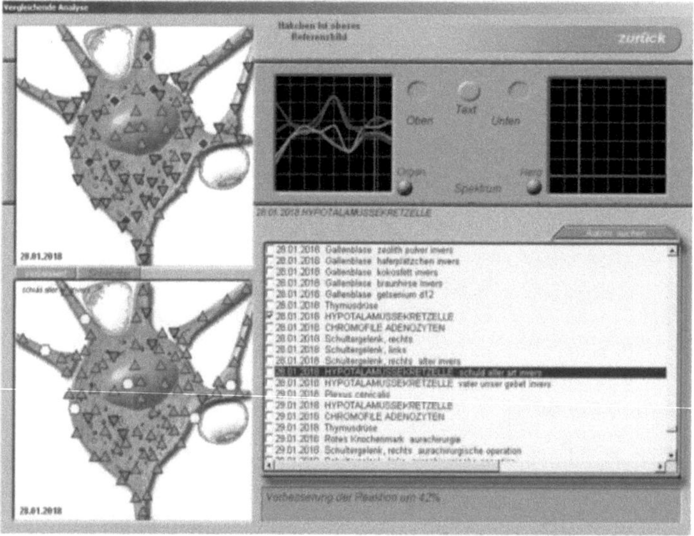

Abb. 40: *Energetische Belastung auf der Hypothalamussekretzelle, bei Invertierung von Schuld aller Art kommt es zu einer Verbesserung des energetischen Befundes um 42%.*

---

[10] Das Vaterunser ist das am weitesten verbreitete Gebet des Christentums und das einzige, das nach dem Neuen Testament Jesus Christus selbst seine Jünger gelehrt hat. Es wird von Christen aller Konfessionen gebetet, von den meisten auch im Gottesdienst. Dazu verwenden sie die längere Version mit insgesamt sieben Bitten, die im Matthäusevangelium enthalten ist. Im Lukasevangelium gibt es eine kürzere Version mit fünf Bitten. Dank der häufigen Verwendung ist das Vaterunser einer der bekanntesten Texte der Bibel.

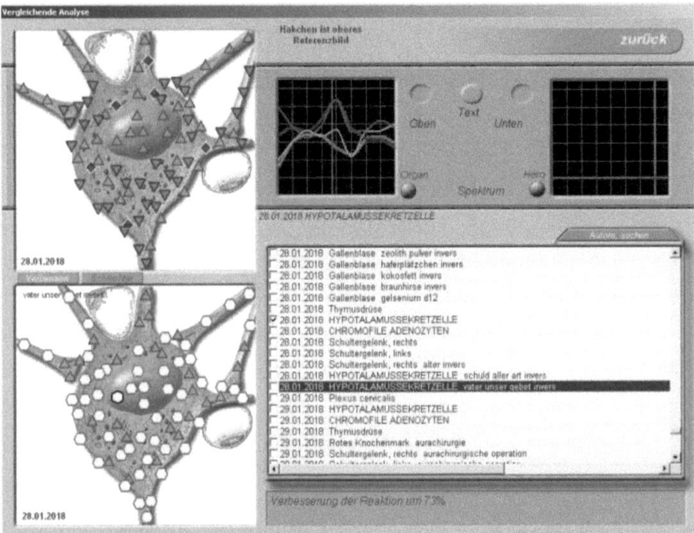

Abb. 41: *Bei Invertierung von Vaterunser Gebet kommt es zu einer Verbesserung des energetischen Befundes um 73%.*

Bewertung: Es ist beeindruckend zu sehen, wie sehr das Vaterunser-Gebet, das in jedem Gottesdienst gebetet wird, feinstofflich auf den entsprechenden Strukturen lastet. Insbesondere der Passus der Schuld tut offensichtlich seine Wirkung.

Aufgetriebener Bauch

Anamnese: 60-jähriger Patient kommt in die Behandlung wegen seines seit 3 Jahren stark aufgetriebenen Bauches. Insbesondere nach dem Essen bekäme er Blähungen, die dann als Winde abgingen. Er ernähre sich soweit normal, esse gerne viel Fleisch, aber auch Süßigkeiten sei er nicht abgeneigt.

Aurachirurgie: In der Untersuchung des Patienten zeigt sich eine Blockade in der Aura im Bereich der Nasennebenhöhlen sowie am Hals. In der Prüfung der karmischen Muster findet sich ein Strick in der Aura, der fachgerecht entfernt wird. Auffällig ist ein deutlich geblähter Bauch, der massiv gespannt wie eine Kugel nach vorne steht.

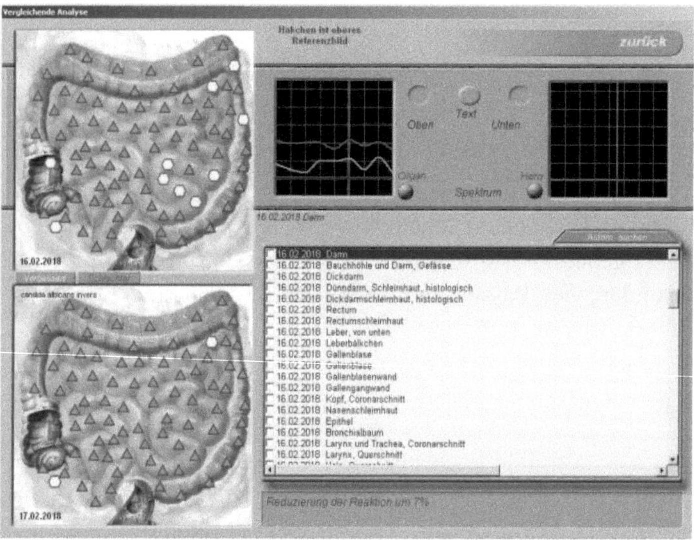

Abb. 42: Der Darm befindet sich in einem guten energetischen Zustand, was zunächst überrascht, denn typischerweise erwartet man bei Patienten mit aufgetriebenem Bauch und der vom Patienten geschilderten Vorgeschichte eine deutliche Störung des Mikrobioms mit einer entsprechenden energetischen Belastung, z.B. durch Candida albicans, bei Invertierung von Candida albicans kommt es jedoch zu einer Verbesserung des energetischen Befundes um nur 7%.

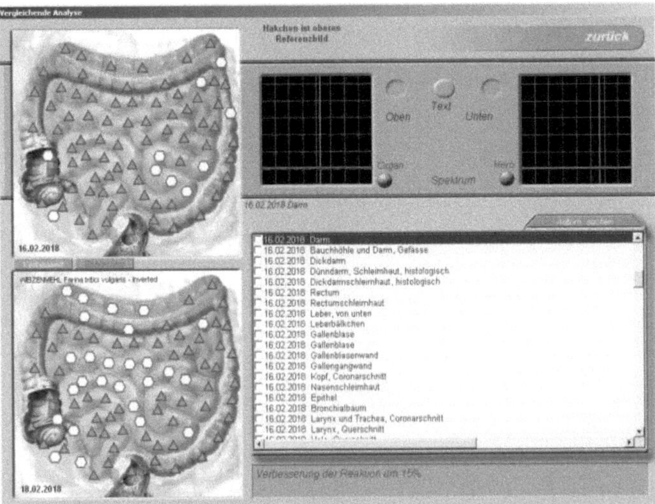

Abb. 43: *Der Patient berichtet, dass er eine Unverträglichkeit gegen Weizenmehl habe: Bei Invertierung von Weizenmehl kommt es tatsächlich zu einer Verbesserung des energetischen Befundes um 15%, der vormalig bereits gute energetische Befund des Darmes verbessert sich noch weiter, das Bild wird immer heller und es erscheinen zunehmend viele Stufe 2 Markierungen.*

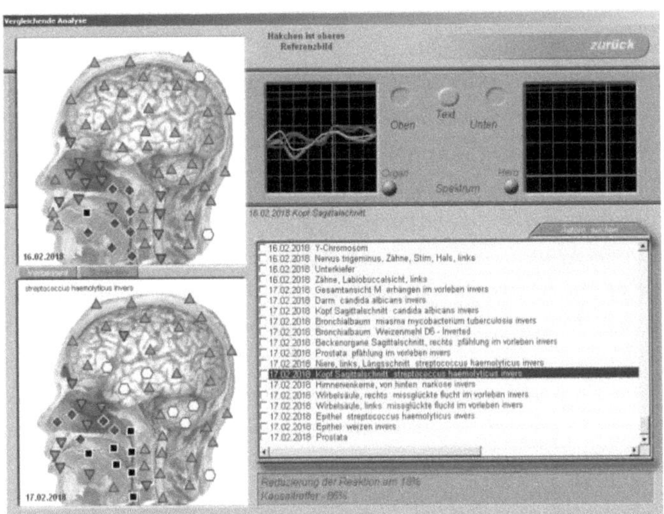

Abb. 44: *Im Hals-Rachenbereich zeigt sich eine deutliche Belastung, bei Invertierung von Streptococcus haemolyticus kommt es zu einer Verbesserung des energetischen Befundes um 18%, es bleibt noch ein deutlicher Rest..*

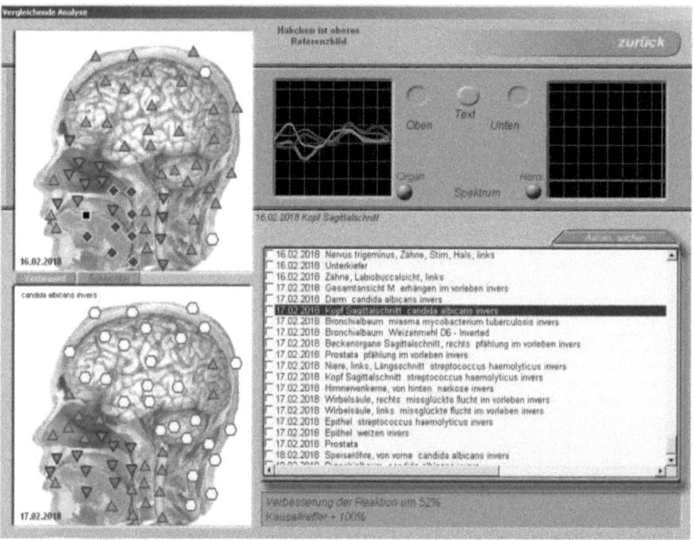

Abb. 45: *Hals-Rachenbereich: Bei Invertierung von Candida albicans kommt es zu einer Verbesserung des energetischen Befundes um bemerkenswerte 52%. Auf Nachfragen ergibt sich, dass der Patient seit nun 12 Monaten unter einem Bronchialasthma leidet, was neu sei. Der Patient hat einen Soorbeleg auf der Zunge. Weder in seiner Jugend noch in früheren Jahren habe er je Lungenprobleme gehabt. Der Pulmonologe habe deshalb vor einem Monat ein Cortisonhaltiges Asthmaspray verordnet, das er seitdem regelmäßig anwende. Insofern ist die Besiedelung des Hals-Rachenbereich durch Candida albicans eine unmittelbare Konsequenz des neu eingesetzten Cortisonsprays, der typischerweise als Nebenwirkung zu Pilzwachstum führt. Bemerkenswerterweise zeigt sich die Belastung durch Candida albicans nicht bzw. noch nicht auf dem Darm in dieser deutlichen Form, denn der Patient verwendet den Inhalationsspray erst seit einem Monat. Besiedelt der Candida Pilz schließlich auch den Darm, so kommt es zu schweren Störungen des Mikrobioms mit Fehlresorptionen, energetischen Belastungen der Leber und schließlich Einlagerungen von Stoffwechselprodukten, die sonst den Darm nicht verlassen würden, in die Muskulatur, Bänder, Sehnen und Gelenke. Das Endstadium sind schließlich eine rheumatische Schmerzen, Müdigkeit, emotionale Störungen wie Wut und Zorn, braune Flecken auf der Haut und Schlafstörungen. Insbesondere in den Morgenstunden erwachen die Patienten zwischen 1 und 3 Uhr, dem energetischen Maximum der Leber. Die Patienten sind dann innerlich aufgewühlt und kommen nicht mehr zur Ruhe, so dass sie letztlich schlaflos bis in die Morgenstunden im Bett liegen bleiben. Erst kurz vor dem Erwachen können sie dann noch schlafen und stehen schließlich wie gerädert auf.*

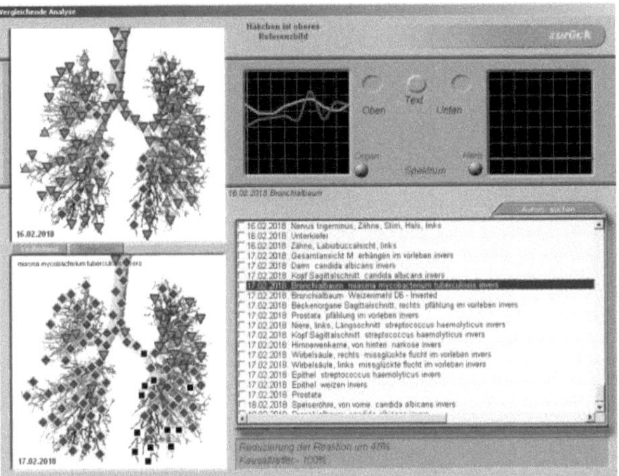

Abb. 46: *In der NLS-Analyse des Bronchialbaums wird auf die miasmatische Belastung durch Mycobacterium tuberculosis getestet, quasi die erste Prüfung, die standardmäßig in solchen Konstellationen aurachirurgisch durchzuführen ist. Dies ergibt jedoch keinen pathologischen Befund, was sich daran ablesen lässt, dass die energetische Belastung um 45% zunimmt.*

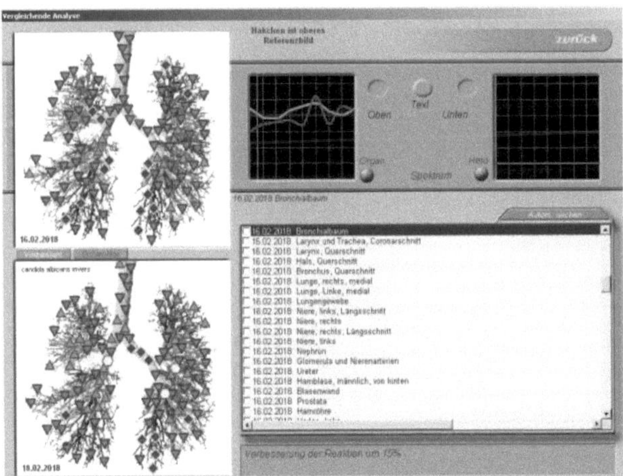

Abb. 47: *Bei Invertierung von Candida albicans kommt es jedoch zu einer Verbesserung des energetischen Befundes um 15%. Das bedeutet: Durch den Cortisonhaltiges Asthmaspray hat sich inzwischen der Candida Pilz auch bereits im Bronchialsystem eingenistet. Das bedrückt den Patienten sehr, denn er berichtet, dass er sich, wie es im Beipackzettel beschrieben sei, sehr akribisch Mundpflege betreibe, aber anscheinend habe das nichts genützt.*

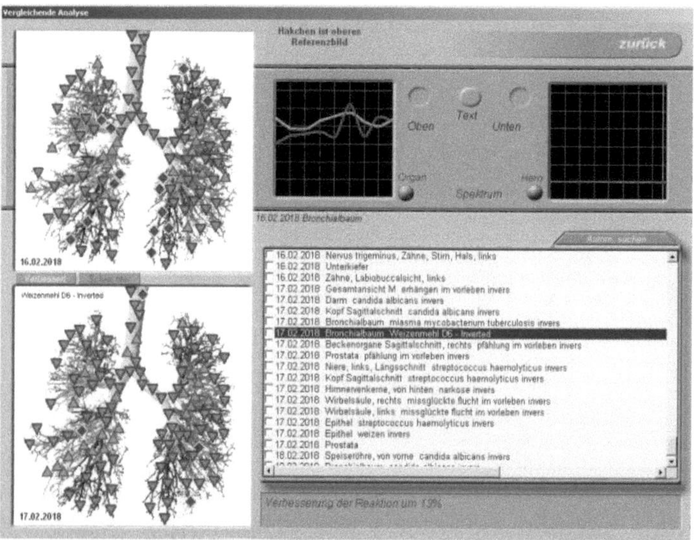

Abb. 48: *Durch Invertierung von Weizen zeigt sich auch hier eine Verbesserung des energetischen Befundes in der NLS-Analyse des Bronchialbaums um 13%. Das bedeutet, dass die allergische Disposition auch energetisch belastend auf den Bronchien gefunden werden kann.*

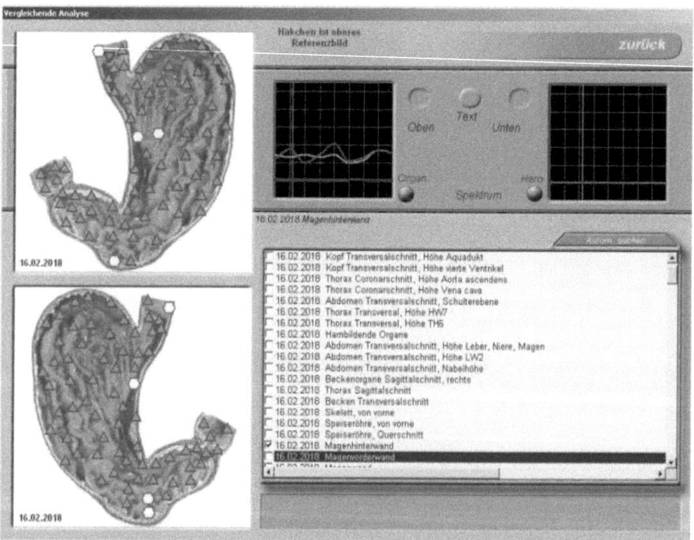

Abb. 49: *Magenvorder- und hinterwand zeigen beide gute energetische Befunde, d.h. hier hat sich der Candida Pilz noch nicht eingenistet, sondern bislang ausschließlich im Mund-Rachenbereich.*

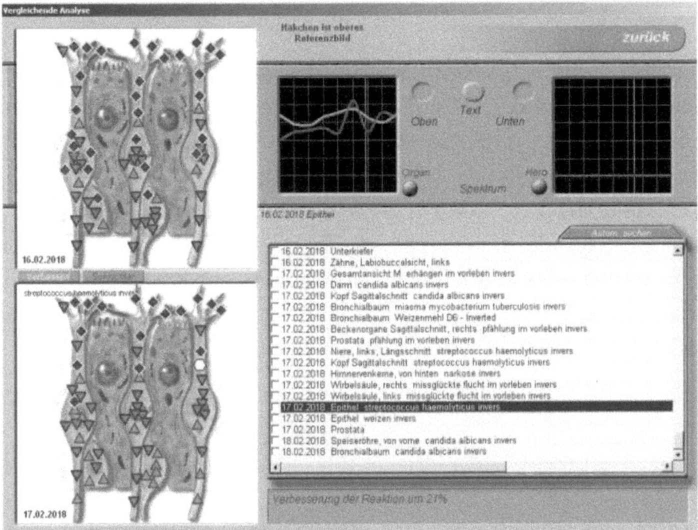

***Abb. 50:** Auch das Epithel zeigt eine energetische Störungen, bedingt wohl wiederum durch eine Mischung aus Streptococcus haemolyticus (Verbesserung des energetischen Befundes um 21%), zusätzlich offensichtlich noch weitere Faktoren, die hier nicht mehr weiter untersucht werden.*

Bewertung: Beeindruckend ist der gute energetische Befund im Darm angesichts der doch deutlichen Blähung, der sich jedoch bei Invertierung von Weizen noch deutlich verbessert. Die Wirkkette ist somit klar: Es besteht eine erworbene Nahrungsmittelunverträglichkeit gegen Weizen, deretwegen der Patient unter einem Bronchialasthma leidet. Zusätzlich verursacht die Unverträglichkeit das Aufblähen des Bauches durch Entwicklung von Gasen im Darm. Wegen der seit einem Monat eingenommenen Cortisonhaltigen Asthmasprays hat der Patient inzwischen eine Soor (Pilzbesiedelung mit Candida albicans in der Mundhöhle) entwickelt, trotz eingehaltener Vorschriften zur Mundhygiene. Das Ziel besteht in einer Ernährungsumstellung mit Verzicht auf weizenhaltige Produkte. Daraus sollte sich dann nicht nur die Darm- und Bronchialsymptomatik zurückbilden, sondern auch auf das Cortisonhaltiges Asthmaspray verzichtet werden können, womit dann auch wiederum die Soor im Mund-Rachenbereich verschwindet. Man erkennt, wie genau die NLS-Analyse die einzelnen Faktoren bewerten kann und welch schlüssige Wirkkette sich hieraus ergibt, die wiederum eine klare Therapiestrategie zur Folge hat. Eine einfache Darmsanierung würde im vorliegenden Fall nicht ausreichen, vielmehr ist es entscheidend zu erkennen, dass eine Weizenallergie vorliegt, die zu einer entsprechenden Nahrungsumstellung führen muss.

Gesichtszucken

Anamnese: Patient, 49 Jahre alt, kommt wegen seines Zuckens im Gesicht in die Praxis. Das Zucken beschränkt sich auf die linke Gesichtshälfte, mit Schwerpunkt im Auge. Immer wenn er nervös sei, komme es zu diesem Phänomen. Aufgetreten sei es erstmalig vor einem Jahr, wobei da keine besonderes Erlebnis war, das diese Nervosität erklären könnte. Er leide unter diesem Problem sehr, denn er unterrichte Gesang, und manchmal würden die Schüler vor ihm sitzen und ihn nur noch wegen seines Zuckens beobachten und nicht mehr dem Unterricht folgen, so zumindest sei sein Eindruck. Er sei bei einem Heilpraktiker gewesen, habe dort Globuli erhalten, allerdings hätten die nichts gebracht.

Aurachirurgie: In der Prüfung karmischer Muster findet sich keine Auffälligkeit.

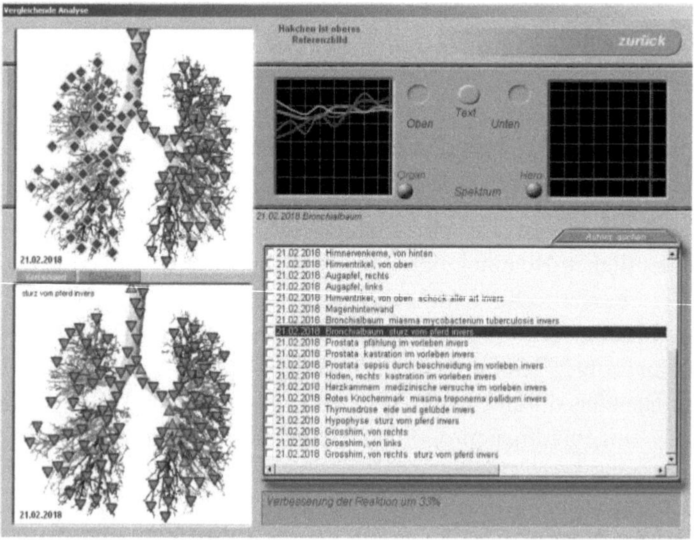

Abb. 51: Bei der NLS-Analyse des Bronchialbaums fällt eine deutliche Seitendifferenz auf. Befragt nach einem möglichen Trauma, berichtet der Patient, dass er vor drei Jahren vom Pferd gefallen sei, mit einer Fraktur des rechten Armes. Das sei ein ziemlich schwerer Unfall gewesen, allerdings nicht der erste seiner Art. Bei Invertierung von „Sturz vom Pferd" kommt es zu einer Verbesserung des energetischen Befundes um 33%. Interessant ist, dass erst durch die Sichtbarmachung der energetischen Seitendifferenz das Gespräch auf den Unfall vor drei Jahren kommt, das in der anamnestischen Exploration zuvor nicht erwähnt wurde, das aber feinstofflich noch deutlich nachwirkt.

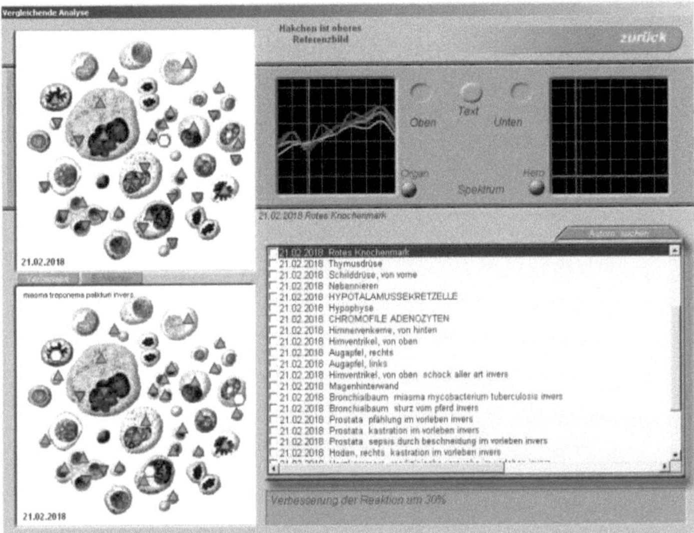

Abb. 52: *Nachdem schon mehrfach Unfälle im Leben des Patienten aufgetreten sind, wird das rote Knochenmark auf eine mögliche Belastung durch das Miasma von Treponema pallidum untersucht: Es zeigt sich eine diskrete Belastung, die sich jedoch bei Invertierung um immerhin 30% verbessert.*

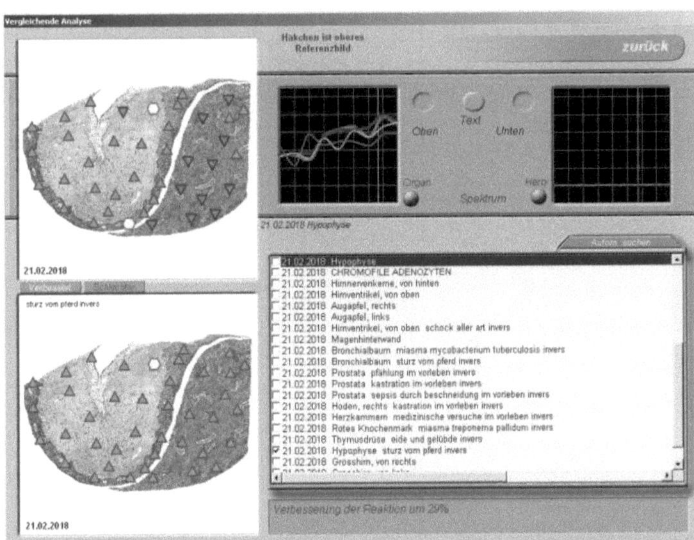

Abb. 53: *Energetische Belastung auf der Hypophyse, bei Invertierung von „Sturz vom Pferd" kommt es zu einer Verbesserung des energetischen Befundes um 32%.*

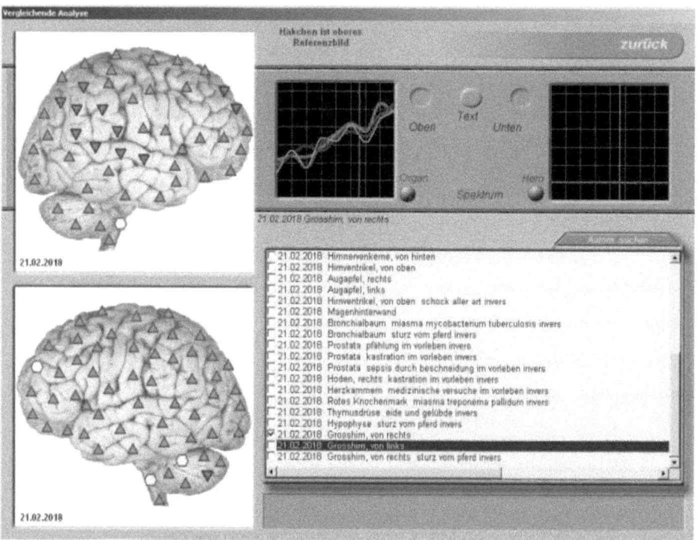

Abb. 54: *Auffallend ist die Seitendifferenz zwischen rechter und linker Großhirn-Hemisphäre, passend zum Sturz vom Pferd auf die rechte Körperhälfte. Auf Nachfrage gibt der Patient an, dass er seinerzeit auch auf den Kopf gefallen sei.*

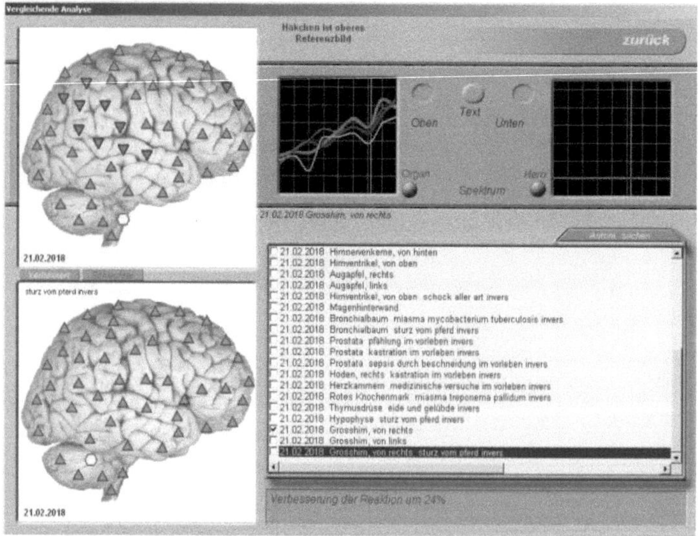

Abb. 55: *Energetische Belastung auf der Großhirnhemisphäre rechts, bei In-vertierung von „Sturz vom Pferd" kommt es zu einer Verbesserung des energe-tischen Befundes um 24%.*

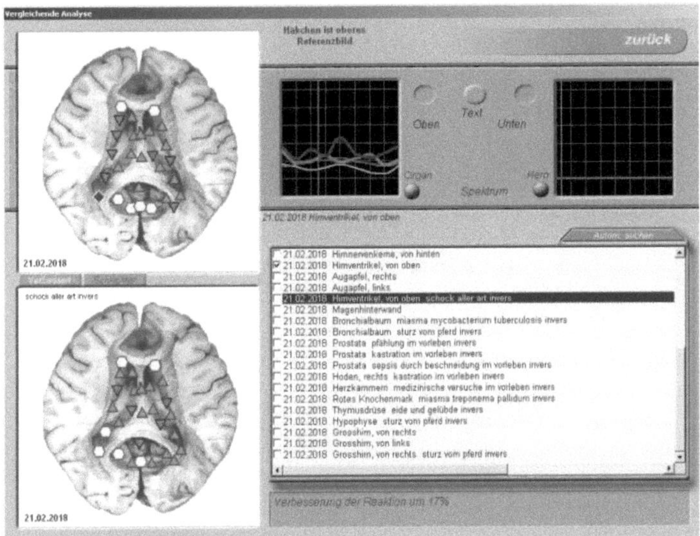

Abb. 56: *Energetische Belastung auf den Hirnventrikeln, bei Invertierung von „Sturz vom Pferd" kommt es zu einer Verbesserung des energetischen Befundes um 17%.*

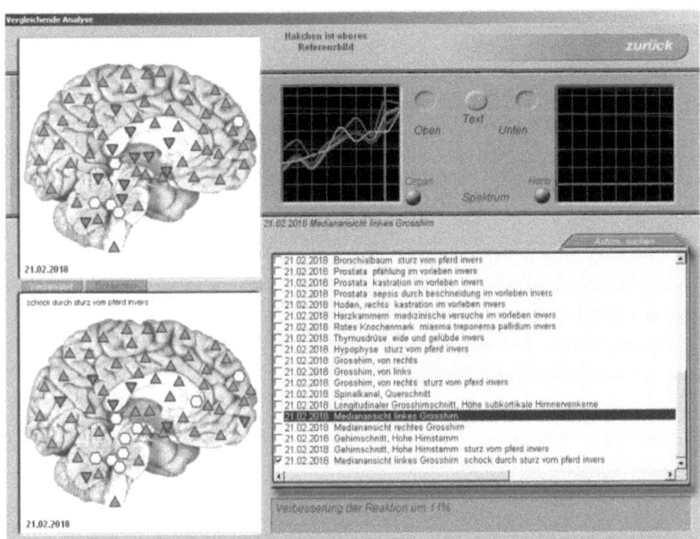

Abb. 57: *Energetische Belastung auf der Medianansicht Großhirn links, bei Invertierung von „Sturz vom Pferd" kommt es zu einer Verbesserung des energetischen Befundes um 11%.*

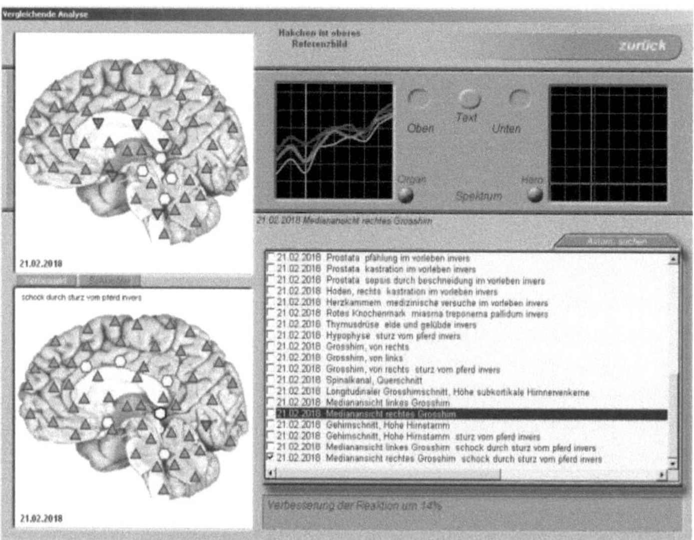

Abb. 58: *Energetische Belastung auf der Medianansicht Großhirn links, bei Invertierung von „Sturz vom Pferd" kommt es zu einer Verbesserung des energetischen Befundes um 14%.*

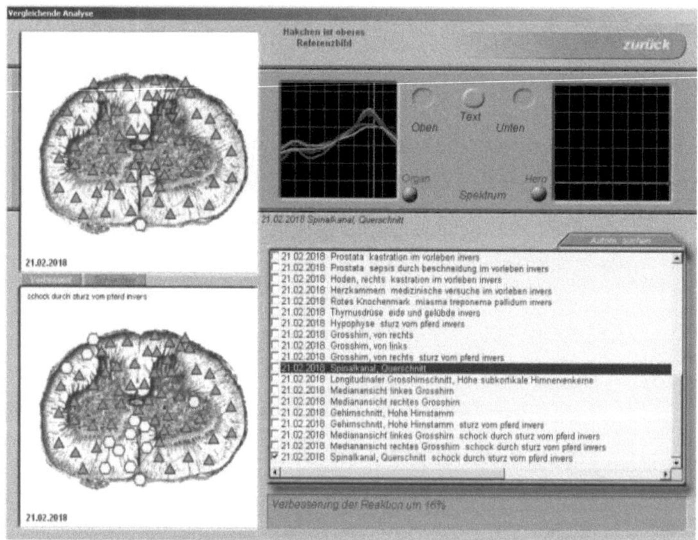

Abb. 59: *Energetische Belastung auf dem Spinalkanal, bei Invertierung von „Sturz vom Pferd" kommt es zu einer Verbesserung des energetischen Befundes um 16%.*

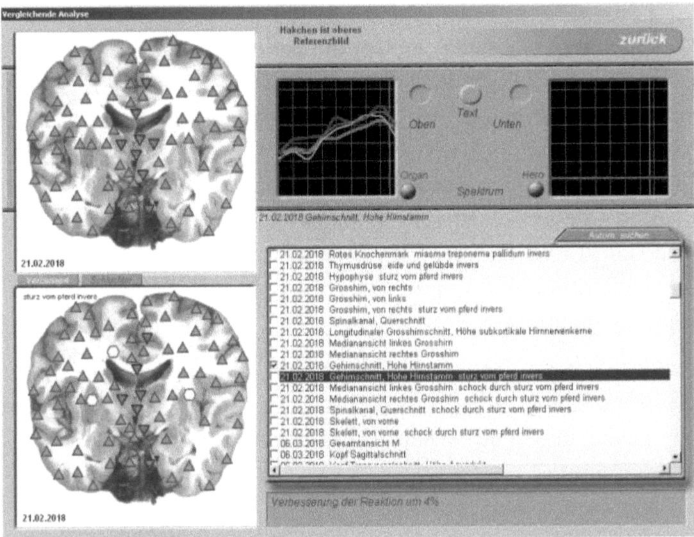

Abb. 60: *Energetische Belastung auf dem Hohen Hirnstamm, bei Invertierung von „Sturz vom Pferd" kommt es zu einer Verbesserung des energetischen Befundes um nur 4%.*

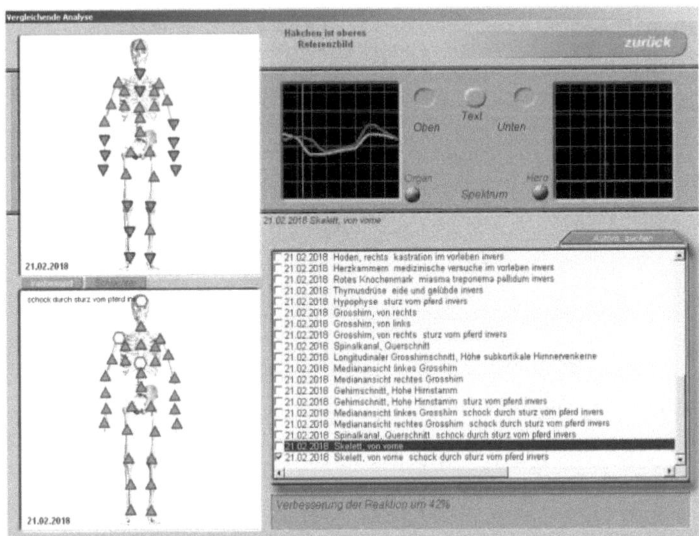

Abb. 61: *Energetische Belastung auf dem Skelett, bei Invertierung von „Sturz vom Pferd" kommt es zu einer Verbesserung des energetischen Befundes um 42%.*

Die aurachirurgische Behandlung besteht zunächst in der energetischen Ausleitung des Schockerlebnisses durch den Sturz vom Pferd mit der im Lehrbuch der Aurachirurgie beschriebenen Wassermethode durch, mit Invertierung des energetischen Impulses („Schock durch Sturz vom Pferd invers"). Zusätzlich erhält der Patient eine homöopathische Ausleitung für das Miasma von Treponema pallidum zur Vermeidung künftiger Unfälle. Wie im Lehrbuch der Aurachirurgie beschrieben, wirken solche Belastungen durch Treponema pallidum wie ein Selbstzerstörungsmechanismus, die beim Patienten zu wiederkehrenden Unfällen führen. Was vermeintlich wie Zufall aussieht, ist kein Zufall, sondern das Resultat einer inneren Programmierung.

15 Tage später meldet sich der Patient und berichtet, dass das Augenzucken deutlich nachgelassen habe, allerdings nicht vollständig verschwunden sei. Und auch das Gesicht zucke hin und wieder. Entsprechend wird eine NLS-Kontrollanalyse durchgeführt:

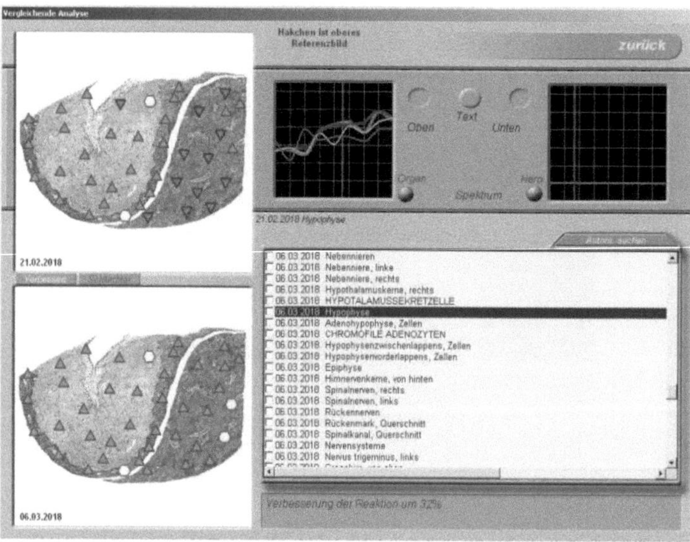

Abb. 62: Nachmessung 15 Tage nach Therapiebeginn: Durch die Ausleitungstherapie hat sich die energetische Situation auf der Hypophyse deutlich um 32% verbessert.

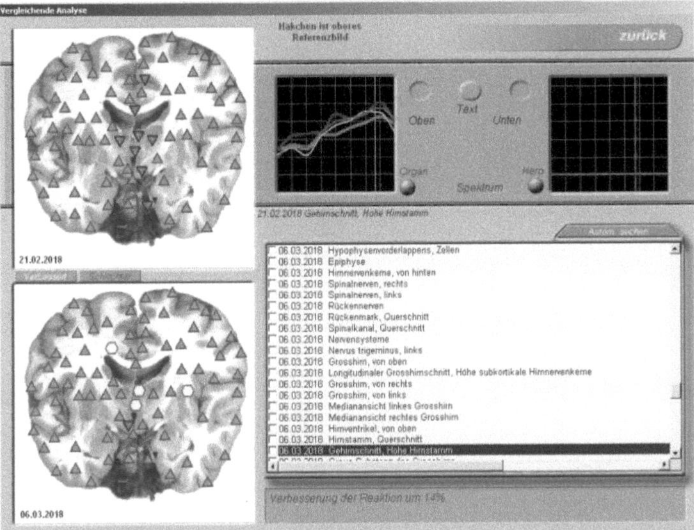

Abb. 63: *Nachmessung 15 Tage nach Therapiebeginn: Durch die Ausleitungs-therapie hat sich die energetische Situation auf dem Hohen Hirnstamm um 14% verbessert.*

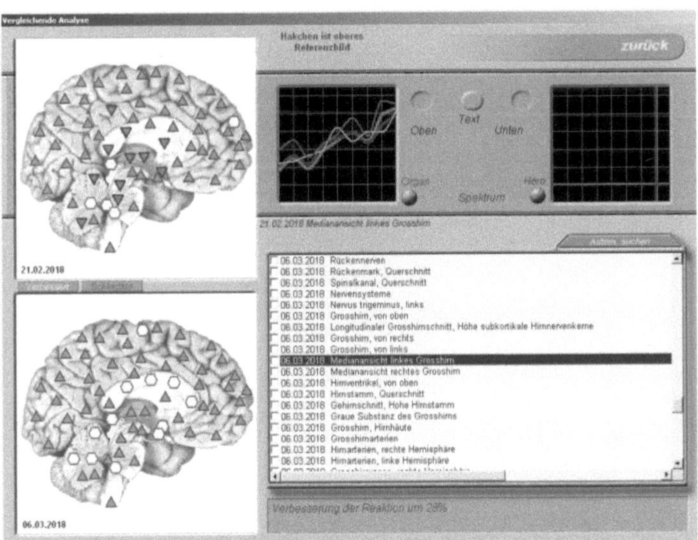

Abb. 64: *Nachmessung 15 Tage nach Therapiebeginn: Durch die Ausleitungs-therapie hat sich die energetische Situation auf der Medianansicht Großhirn links um 28% verbessert.*

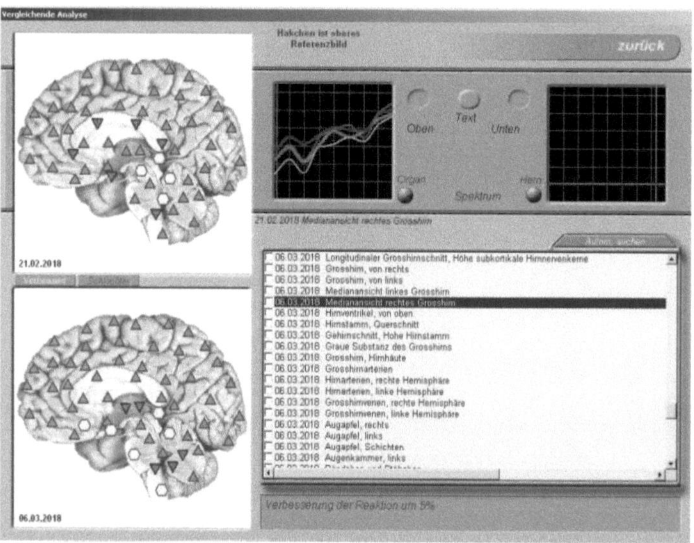

Abb. 65: *Nachmessung 15 Tage nach Therapiebeginn: Durch die Ausleitungstherapie hat sich die energetische Situation auf der Medianansicht Großhirn rechts um 5% verbessert.*

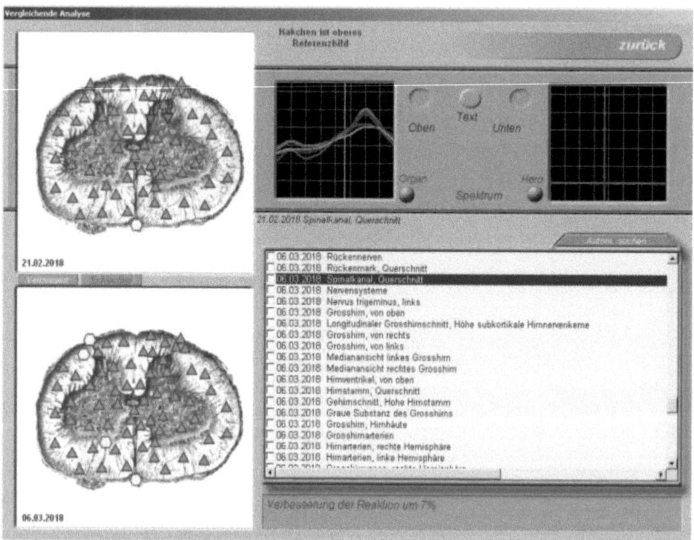

Abb. 66: *Nachmessung 15 Tage nach Therapiebeginn: Durch die Ausleitungstherapie hat sich die energetische Situation im Spinalkanal um 7% verbessert.*

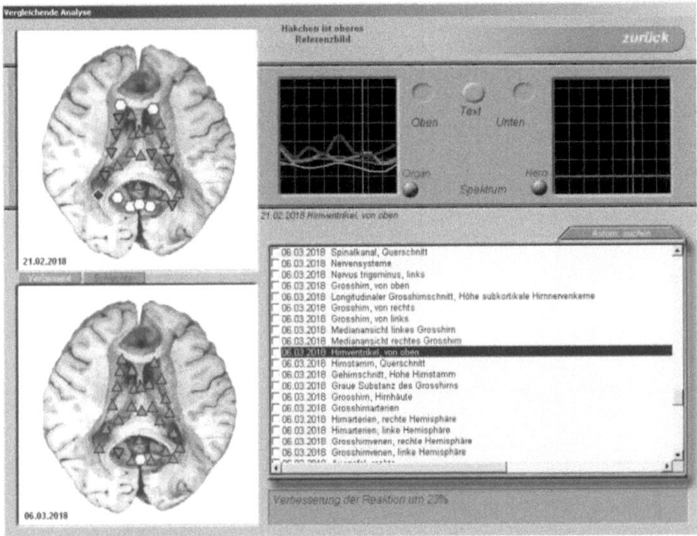

Abb. 67: *Nachmessung 15 Tage nach Therapiebeginn: Durch die Ausleitungstherapie hat sich die energetische Situation auf den Hirnventrikeln um 23% verbessert.*

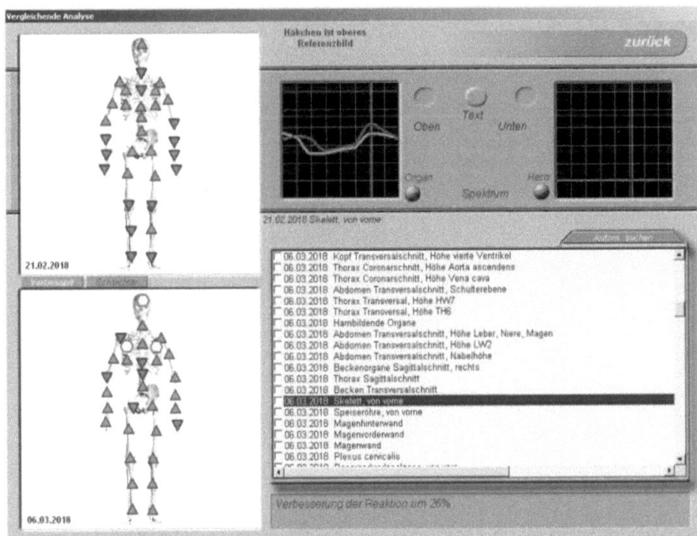

Abb. 68: *Nachmessung 15 Tage nach Therapiebeginn: Durch die Ausleitungstherapie hat sich die energetische Situation am Skelett um 26% verbessert.*

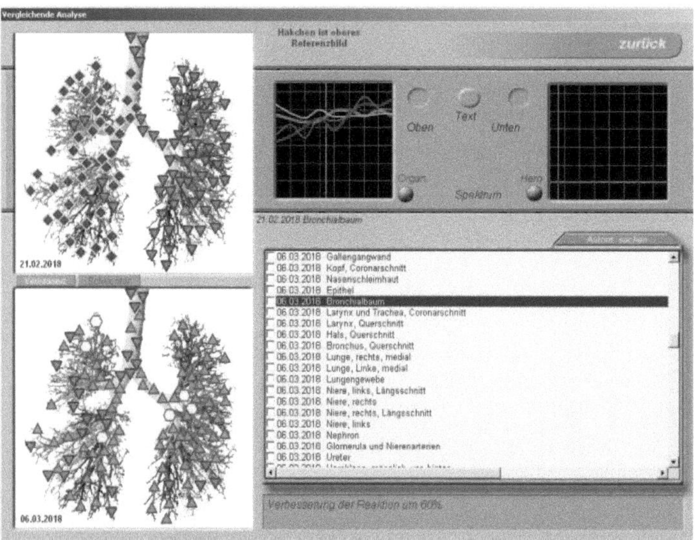

Abb. 69: *Nachmessung 15 Tage nach Therapiebeginn: Durch die Ausleitungstherapie hat sich die energetische Situation auf dem Bronchialbaum um 60% verbessert.*

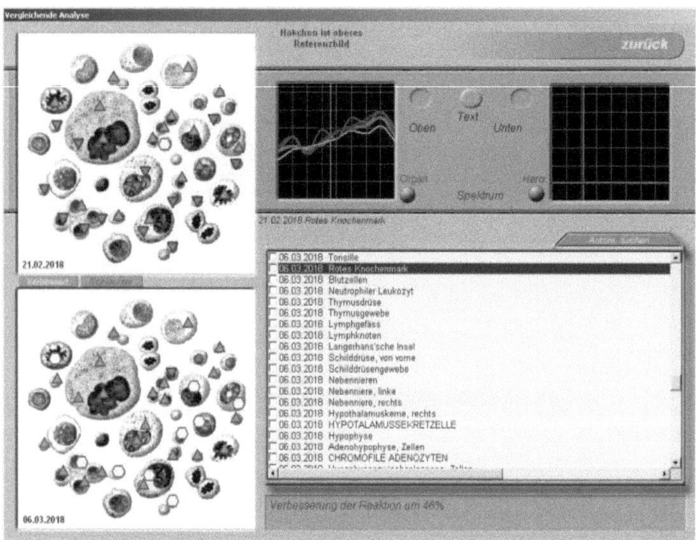

Abb. 70: *Nachmessung 15 Tage nach Therapiebeginn: Durch die Ausleitungstherapie hat sich die energetische Situation auf dem Roten Knochenmark um 46% verbessert.*

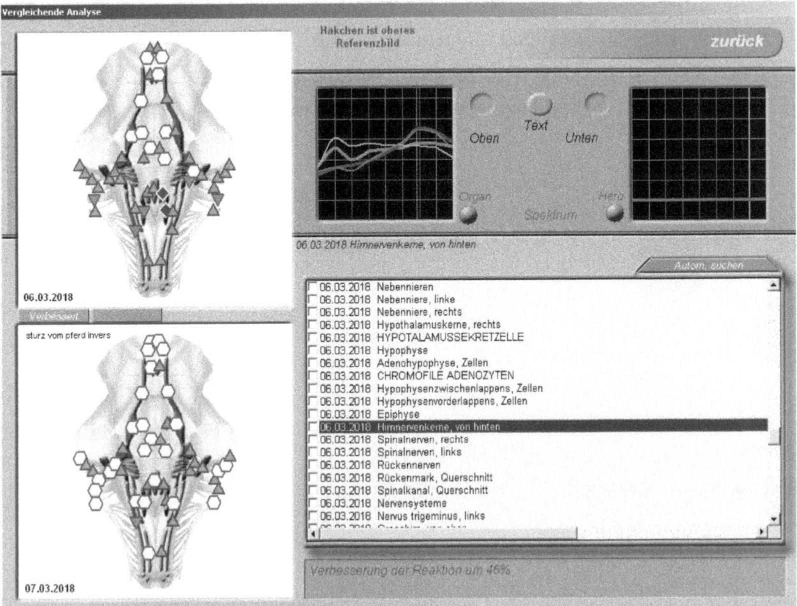

Abb. 71: *Nach wie vor findet sich eine deutliche energetische Schwäche im Bereich von Hirnstamm und Hirnnervenabgängen. Bei Invertierung von „Sturz vom Pferd" verbessert sich der energetische Befund um 46%, was den Verdacht nährt, dass die bisher durchgeführten rein energetischen Maßnahmen nicht ausreichen und eine operative Therapie notwendig ist. Ursächlich liegt meist eine Kompression des Nervus facialis[11] durch eine pulsierende Gefäßschlinge am Hirnstamm vor. Das ist insofern bemerkenswert, als die Kontusion durch den Sturz auf der rechten Seite stattfand, während sich der Hemispasmus facialis linksseitig manifestierte. Das entspricht der anatomischen Konstellation, in der die Fasern des Tractus corticonuclearis (Fasern vom Gyrus praecentralis des Großhirns zu den Kernen des Hirnstamms) teilweise zur Gegenseite kreuzen. Eine rechtsseitige Hirnkontusion führt somit im Sinne einer partiellen Denervierung des Hirnnervenkerns des Nervus facialis mit den daraus resultierenden autonomen Zuckungen in vielen Fällen zu einem linksseitigen Hemispasmus facialis und umgekehrt.*

Die mikrovaskuläre Dekompression ist in der Schulmedizin die kausale Therapie der Erkrankung, eine Therapie, die im vorliegenden Fall auch aurachirur-

---

[11] Der Nervus facialis ist der siebte der von kranial nach kaudal aus dem Gehirn austretenden Hirnnerven. Er enthält die zu den Strukturen des zweiten Kiemenbogens ziehenden motorischen Fasern, sowie über den Nervus intermedius parasympathische, sensorische und sensible Fasern.

gisch durchgeführt wird. Dazu wird nach einer Resonanz im Bereich des Hirnstamms am Abgang des Nervus facialis und in dessen weiterem Verlauf gesucht, unter Anwendung von gefäßspezifischen Bewusstseinstechniken, wie diese im Lehrbuch der Aurachirurgie beschrieben sind.

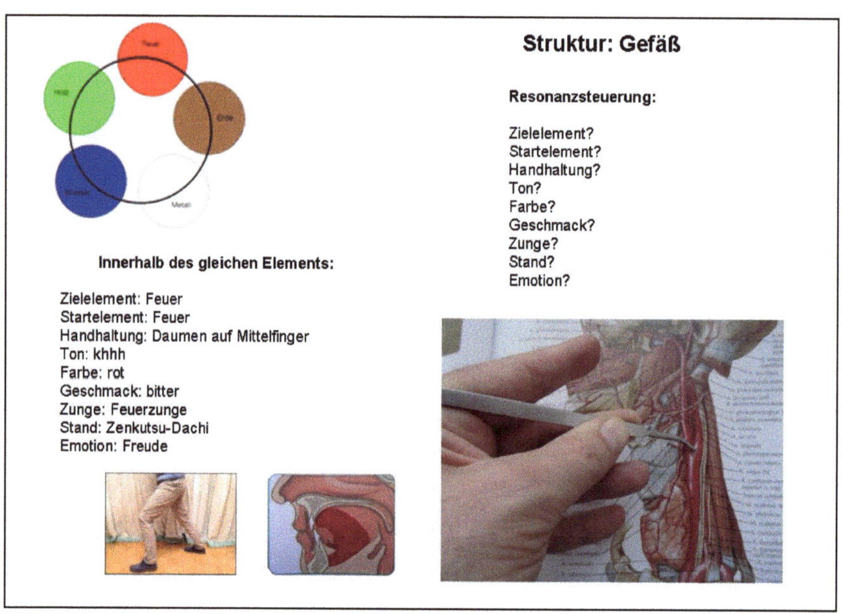

Abb. 72: Bewusstseinstechniken zur Resonanzsteigerung von Gefäßen, Erläuterungen zur Resonanzsteigerung durch Anwendung von Bewusstseinstechniken finden sich im Lehrbuch der Aurachirurgie..

Danach versucht der Aurachirurg, die unmittelbar benachbarte Arterie (meist die Arteria cerebelli inferior posterior oder Arteria cerebelli inferior anterior) vom Nerven zu trennen. Entsprechende virtuelle Trennungen am Anatomieatlas mit Hilfe der chirurgischen Sonde sind solange durchzuführen, bis die Resonanz beim Patienten verschwindet. Hier zeigt sich die deutlich einfachere Vorgehensweise in der Aurachirurgie über die Verwendung des Anatomieatlas als energetisches Surrogat: In der Schulmedizin braucht es eine Schädelöffnung in Form einer retrosigmoidalen Kraniotomie. Auch müssen dort Controllingstandards durchgeführt werden, d.h. spezielle Monitoringtechniken wie AEPs, Facialis-MEPs, kortikobulbäre MEPs, SSEPs, csMEPs, lateral spread response, ICG-A, Endoskop. Je nach Gefäß und Situation wird ein Teflonkissen, ein Ivalon-Schwämmchen oder eine Mikroschlinge zwischen Gefäß und Nerv platziert. Letztere Strategie kann auch aurachirurgisch verwendet werden: Hier legt der Aurachirurg ein imaginiertes Polsterkissen zwischen Arterie und Nerv. Eine nicht mehr vorhandene Resonanz zeigt dem Aurachirurgen, dass die Operation erfolgreich abgeschlossen ist. Eine solche Rückmeldung gibt es in der Schulmedizin nicht, da sich der Patient im Zustand der Vollnarkose befindet. Dort versucht man, mit Hilfe der Facialis-MEPs Einblicke zu gewinnen, ob im Nervus facialis motorische Spontanentladungen vorhanden sind, die noch zu entsprechenden Zuckungen führen könnten. Diese Bewertung ist jedoch nicht zuverlässig, zumal der Nerv unter Vollnarkose anders reagiert als im Wachzustand des Patienten.

Der vorliegende Fall illustriert eindrucksvoll, dass der Hemispasmus facialis nicht zwingend durch eine mikrovaskuläre Kompression verursacht sein muss, sondern durch eine Hirnkontusion mit energetischer Schädigung des Tractus corticonuclearis verursacht sein dürfte. Die mikrovaskuläre Dekompressionsoperation führt deshalb in vielen, aber keinesfalls in allen Fällen zu einem Erfolg, zumal die Problematik hier nicht in der morphologischen Einengung des N. facialis durch eine Gefäßschlinge bedingt ist, sondern ein energetisches und/oder morphologisches Problem des Tractus corticonuclearis darstellt. Der Aurachirurg sollte sich in der Behandlung entsprechend auch auf diesen Bereich zusätzlich konzentrieren, nach etwaigen Resonanzen suchen und mit Hilfe der Stimmgabel und durch die aurachirurgische Reorganisation des Tractus die Situation bereinigen.

Wiederum zwei Monate nach dieser aurachirurgischen Behandlung meldet sich der Patient und berichtet, dass die Symptome des Hemispasmus vollständig verschwunden seien.

Bewertung: Es handelt sich um einen Hemispasmus facialis der linken Gesichtshälfte nach einem Schädelhirntraume rechts. Diese für die Patienten sehr störende Erkrankung ist durch unwillkürliche, ständig wiederkehrende einseitige Kontraktionen (Spasmen) der Gesichtsmuskulatur gekennzeichnet. Die Betroffenen leiden sehr stark unter den entstellenden Zuckungen und „Gesichtsverziehungen" und meiden den Kontakt zu anderen Menschen. Sie geraten oft in eine soziale Isolation und Depression. Drei Jahre nach dem Sturz vom Pferd sind noch erhebliche feinstoffliche Belastungen auf der rechten Großhirnhemisphäre, der Hypophyse, den Hirnventrikeln sowie auf dem Skelett erkennbar. Ausgehend von dieser feinstofflichen Belastung kann davon ausgegangen werden, dass der Hemispasmus facialis zwei Jahre nach dem Sturz vom Pferd erstmalig auftrat. Der Erfolg der aurachirurgischen Behandlung zeigt, dass es sich im vorliegenden Fall um ein Problem im Bereich des Tractus corticonuclearis handelt, und nicht, wie in der schulmedizinischen Literatur beschreiben, durch einen Gefäßschlinge im Bereich des Hirnstamms verursacht ist.

Taubheit

Anamnese: Das drei Monate alte Kind wird von seinen Eltern in die Praxis gebracht. Nach einer unkomplizierten Kaiserschnittgeburt sei das Kind auffällig geworden, nachdem es nicht auf Ansprache oder Geräusche reagiert.

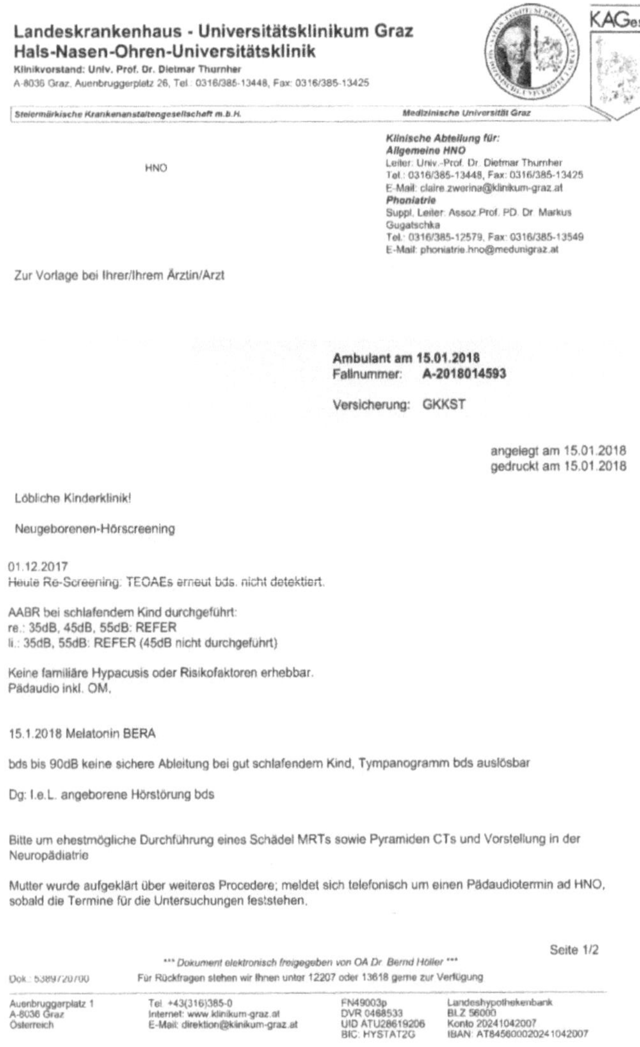

Landeskrankenhaus - Universitätsklinikum Graz
Hals-Nasen-Ohren-Universitätsklinik
Klinikvorstand: Univ. Prof. Dr. Dietmar Thurnher
A-8036 Graz, Auenbruggerplatz 26, Tel.: 0316/385-13448, Fax: 0316/385-13425

KAGes

Steiermärkische Krankenanstaltengesellschaft m.b.H.   Medizinische Universität Graz

HNO

Klinische Abteilung für:
Allgemeine HNO
Leiter: Univ.-Prof. Dr. Dietmar Thurnher
Tel.: 0316/385-13448, Fax: 0316/385-13425
E-Mail: claire.zwerina@klinikum-graz.at
Phoniatrie
Suppl. Leiter: Assoz.Prof. PD. Dr. Markus Gugatschka
Tel.: 0316/385-12579, Fax: 0316/385-13549
E-Mail: phoniatrie.hno@medunigraz.at

Zur Vorlage bei Ihrer/Ihrem Ärztin/Arzt

Ambulant am 15.01.2018
Fallnummer: A-2018014593

Versicherung: GKKST

angelegt am 15.01.2018
gedruckt am 15.01.2018

Löbliche Kinderklinik!

Neugeborenen-Hörscreening

01.12.2017
Heute Re-Screening: TEOAEs erneut bds. nicht detektiert.

AABR bei schlafendem Kind durchgeführt:
re.: 35dB, 45dB, 55dB: REFER
li.: 35dB, 55dB: REFER (45dB nicht durchgeführt)

Keine familiäre Hypacusis oder Risikofaktoren erhebbar.
Pädaudio inkl. OM.

15.1.2018 Melatonin BERA

bds bis 90dB keine sichere Ableitung bei gut schlafendem Kind, Tympanogramm bds auslösbar

Dg: I.e.L. angeborene Hörstörung bds

Bitte um ehestmögliche Durchführung eines Schädel MRTs sowie Pyramiden CTs und Vorstellung in der Neuropädiatrie

Mutter wurde aufgeklärt über weiteres Procedere; meldet sich telefonisch um einen Pädaudiotermin ad HNO, sobald die Termine für die Untersuchungen feststehen.

Seite 1/2

*** Dokument elektronisch freigegeben von OA Dr. Bernd Höller ***
Für Rückfragen stehen wir Ihnen unter 12207 oder 13618 gerne zur Verfügung

Dok.: 5389720700

Auenbruggerplatz 1   Tel: +43(316)385-0   FN49003p   Landeshypothekenbank
A-8036 Graz   Internet: www.klinikum-graz.at DVR 0468533   BLZ 56000
Österreich   E-Mail: direktion@klinikum-graz.at UID ATU28619206 Konto 20241042007
                                                            BIC: HYSTAT2G   IBAN: AT845600020241042007

***Abb. 73:** Befund der HNO-Universitätsklinik Graz. Beidseits zeigt das Kind bei einer akustischen Belastung bis 90 dB (Lautstärke eines vorbeifahrenden Lastwagens) keine Reaktion, sondern schläft ruhig weiter. Entsprechend ist davon auszugehen, dass das Kind auf beiden Ohren vollständig taub ist.*

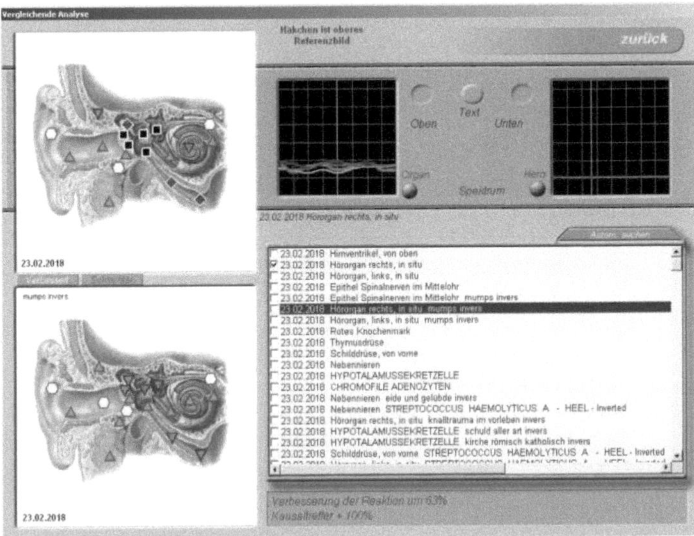

Abb. 74: *Energetische Belastung auf dem Hörorgan rechts: Bei Invertierung von Mumps kommt es zu einer Verbesserung des energetischen Befunds um 63%.*

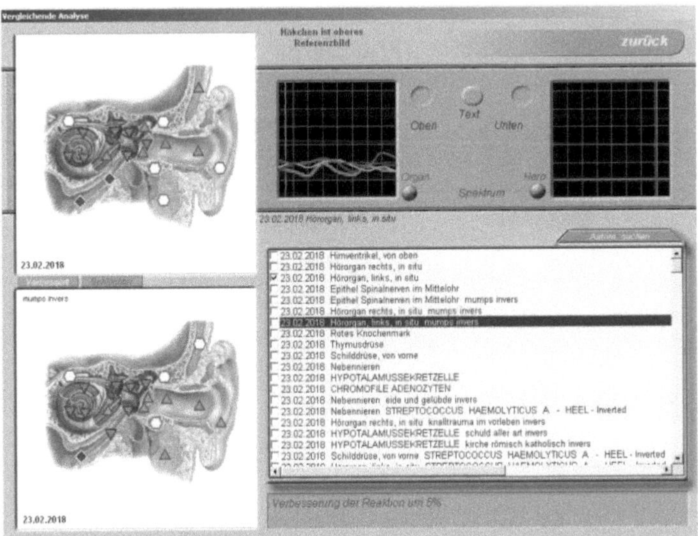

Abb. 75: *Energetische Belastung auf dem Hörorgan links: Bei Invertierung von Mumps kommt es zu einer Verbesserung des energetischen Befunds um nur 5%.*

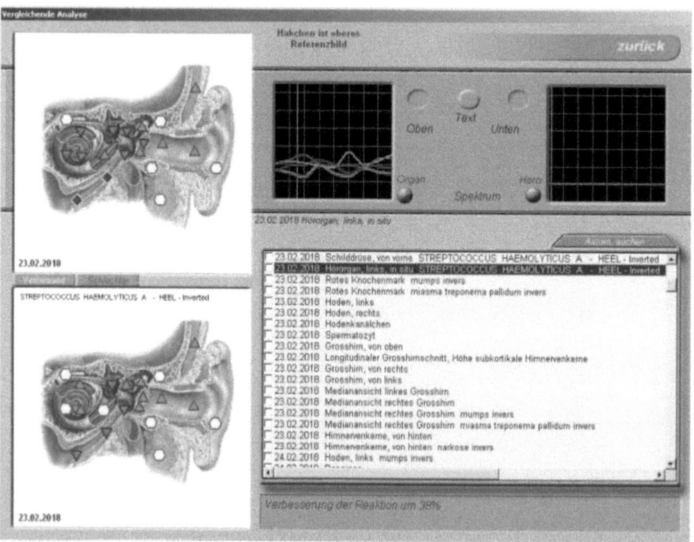

Abb. 76: *Bei Invertierung von Streptococcus haemolyticus kommt es zu einer Verbesserung des energetischen Befunds um 38%. Somit ist die Belastung durch den Mumps-Erreger deutlich am stärksten.*

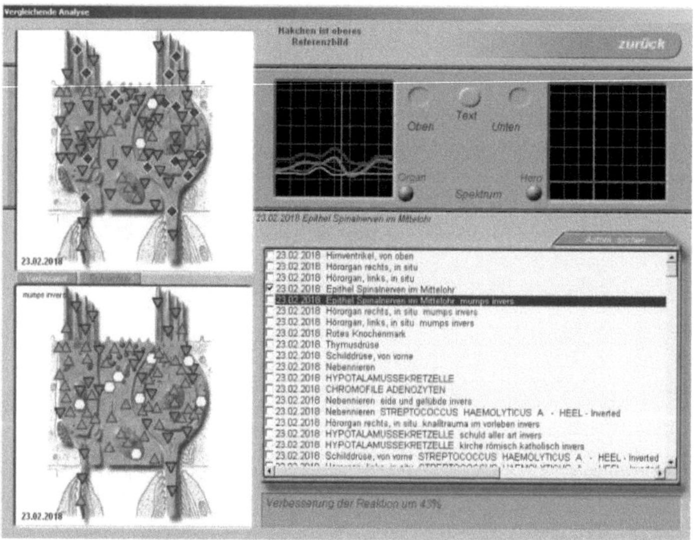

Abb. 77: *Energetische Belastung auf dem Hörorgan rechts: Bei Invertierung von Mumps kommt es zu einer Verbesserung des energetischen Befunds um 43%.*

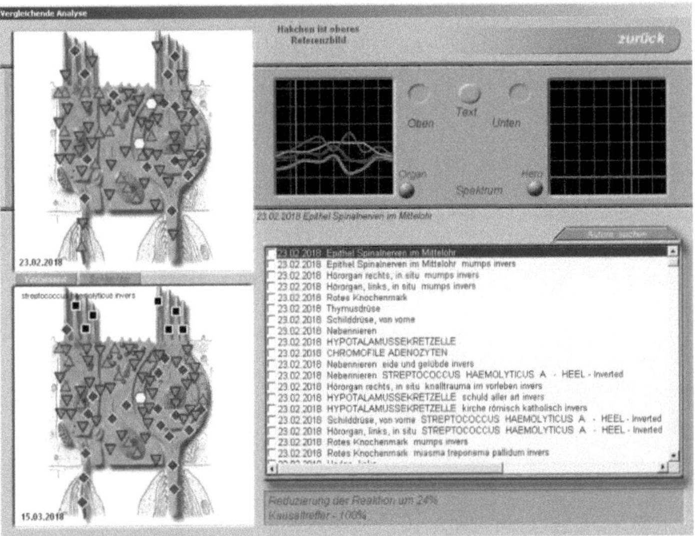

Abb. 78: *Energetische Belastung der Epithelien an den Spinalnerven im Mittelohr: Bei Invertierung von Streptococcus haemolyticus kommt es zu einer Verbesserung des energetischen Befunds um 24%. Ganz offensichtlich wiegt die Belastung durch Mumps auch auf dem Innenohr stärker.*

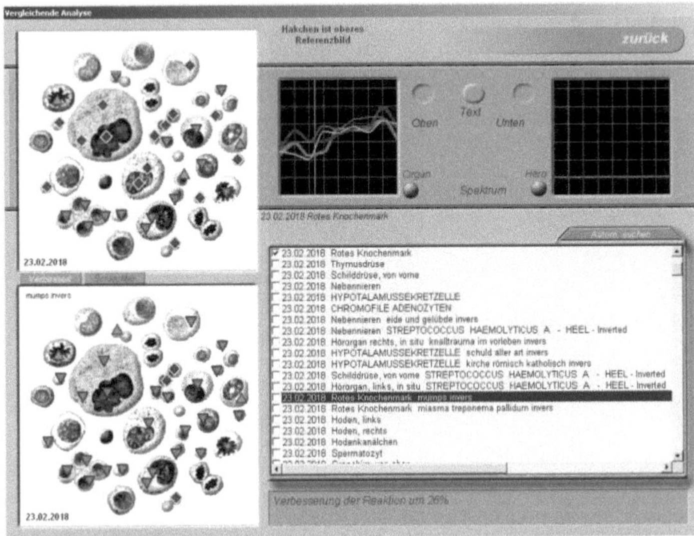

Abb. 79: *Energetische Belastung auf dem Roten Knochenmark: Bei Invertierung von Mumps kommt es zu einer Verbesserung des energetischen Befunds um 26%.*

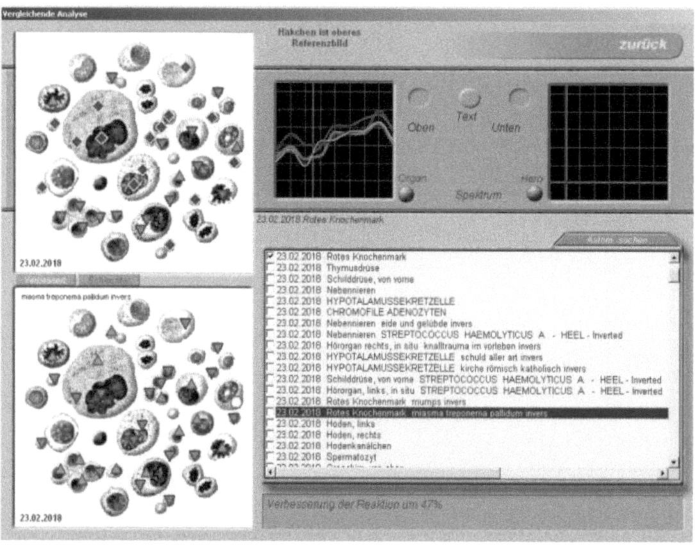

Abb. 80: *Bei Invertierung von Miasma Treponema pallidum kommt es zu einer Verbesserung des energetischen Befunds um 47%.*

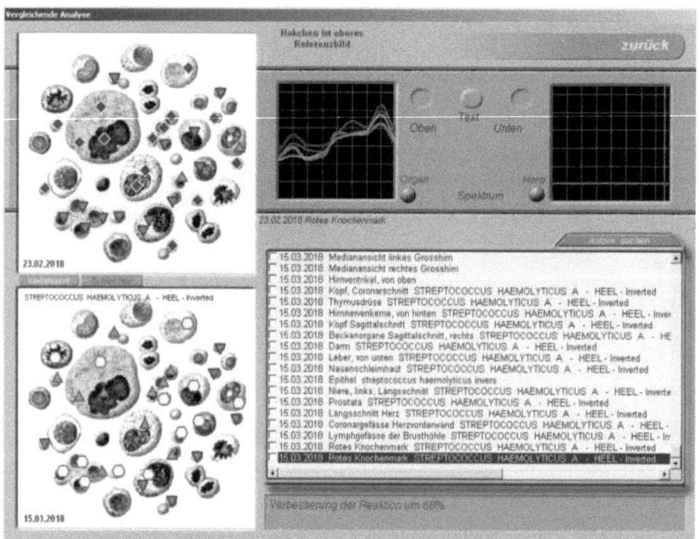

Abb. 81: *Bei Invertierung von Streptococcus haemolyticus kommt es zu einer Verbesserung des energetischen Befunds um 68%. Somit ist das Invertierungsergebnis bei Streptococcus haemolyticus mit Abstand am stärksten, die Belastung durch diesen Erreger entsprechend am größten.*

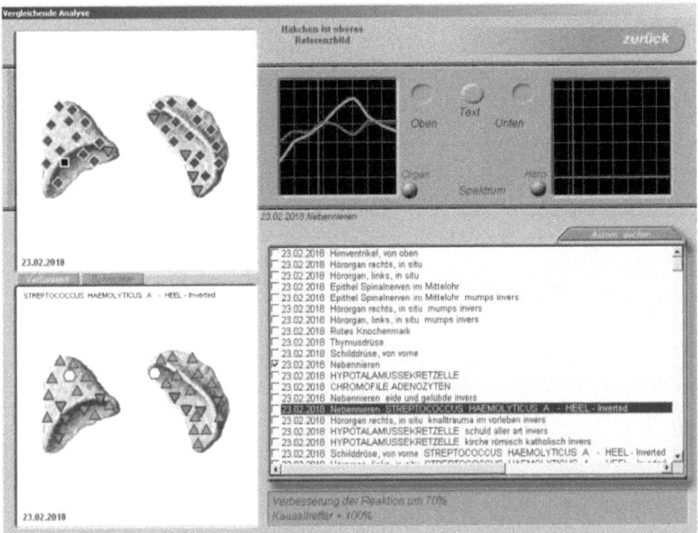

Abb. 82: *Energetische Belastung der Nebennieren: Bei Invertierung von Streptococcus haemolyticus kommt es zu einer Verbesserung des energetischen Befunds um 70%.*

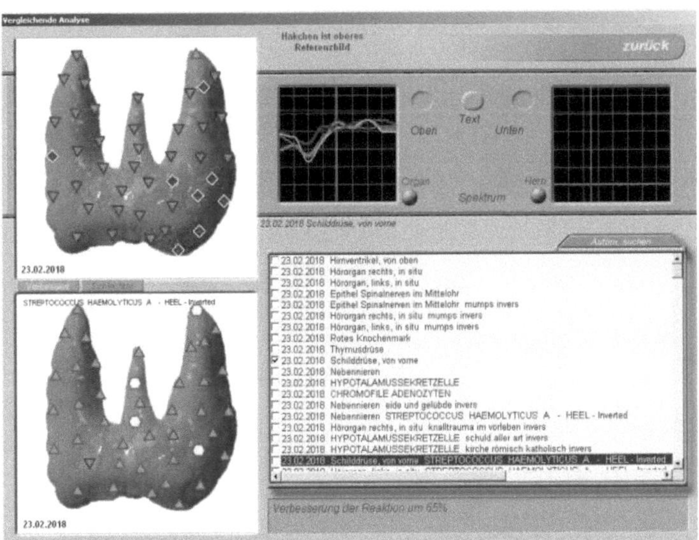

Abb. 83: *Energetische Belastung der Schilddrüse: Bei Invertierung von Streptococcus haemolyticus kommt es zu einer Verbesserung des energetischen Befunds um 65%.*

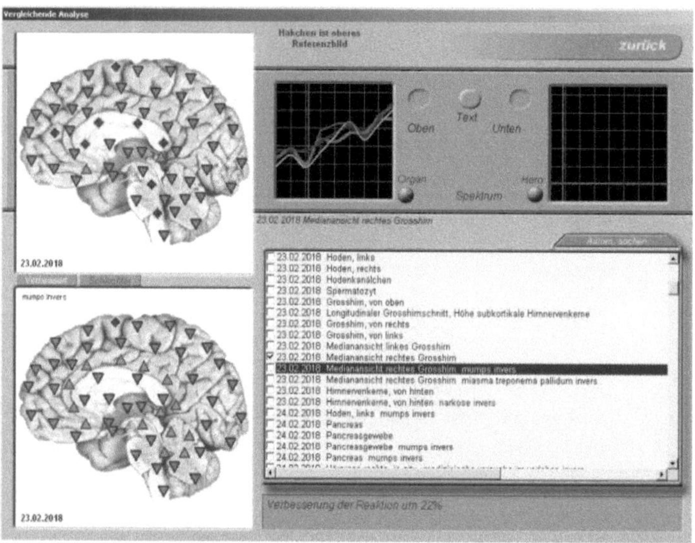

Abb. 84: *Energetische Belastung in der Medianansicht des rechten Großhirns: Bei Invertierung von Mumps kommt es zu einer Verbesserung des energetischen Befunds um 22%.*

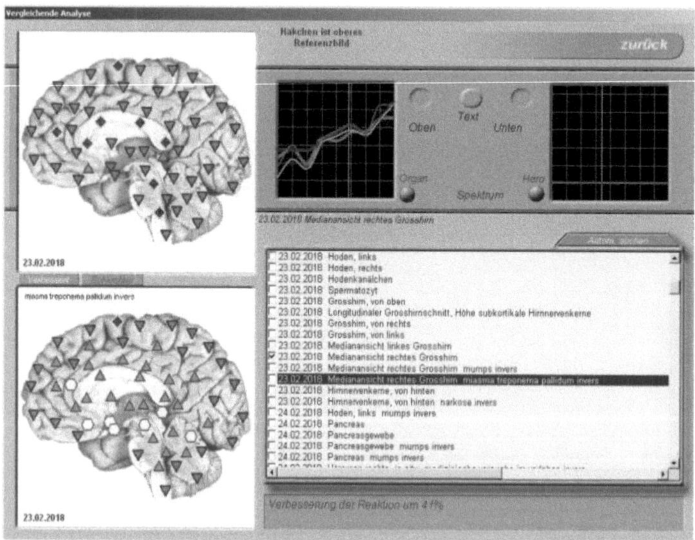

Abb. 85: *Energetische Belastung in der Medianansicht des rechten Großhirns: Bei Invertierung von Miasma Treponema pallidum kommt es zu einer Verbesserung des energetischen Befunds um 41%.*

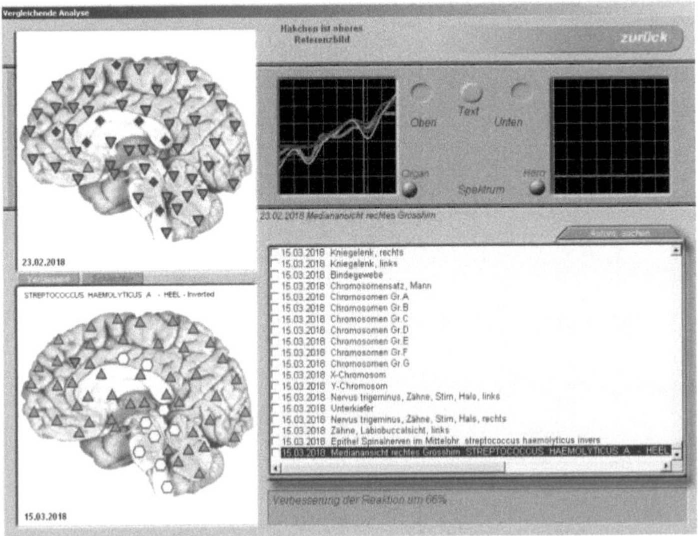

Abb. 86: *Energetische Belastung in der Seitenansicht des rechten Großhirns: Bei Invertierung von Streptococcus haemolyticus kommt es zu einer Verbesserung des energetischen Befunds um 66%. Im Vergleich zu den anderen bakteriellen Belastungen wiegen die Streptokokken offensichtlich am meisten.*

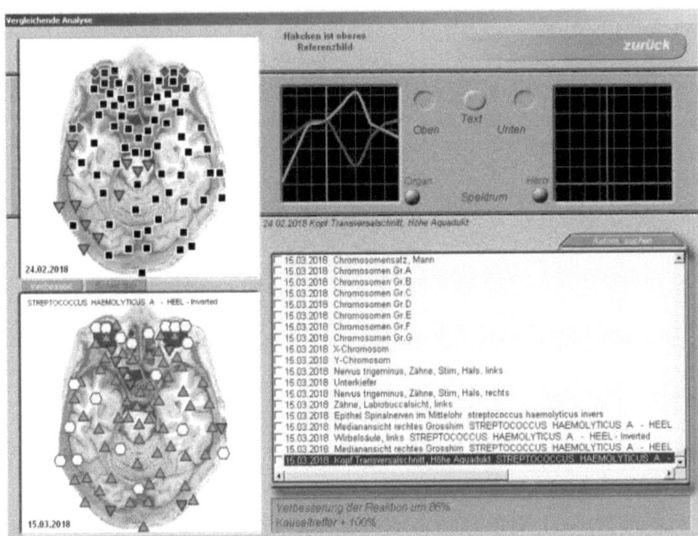

Abb. 87: *Energetische Belastung in der Transversalansicht: Bei Invertierung von Streptococcus haemolyticus Verbesserung des energetischen Befunds um 86%.*

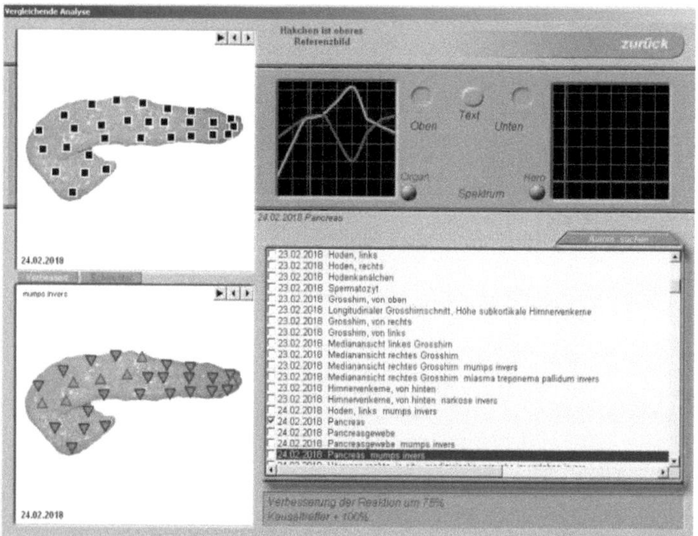

Abb. 88: *Energetische Belastung der Bauchspeicheldrüse: Bei Invertierung von Mumps kommt es zu einer Verbesserung des energetischen Befunds um 75%. Die Bauchspeicheldrüse ist eines der typischen Zielorgane von Mumps.*

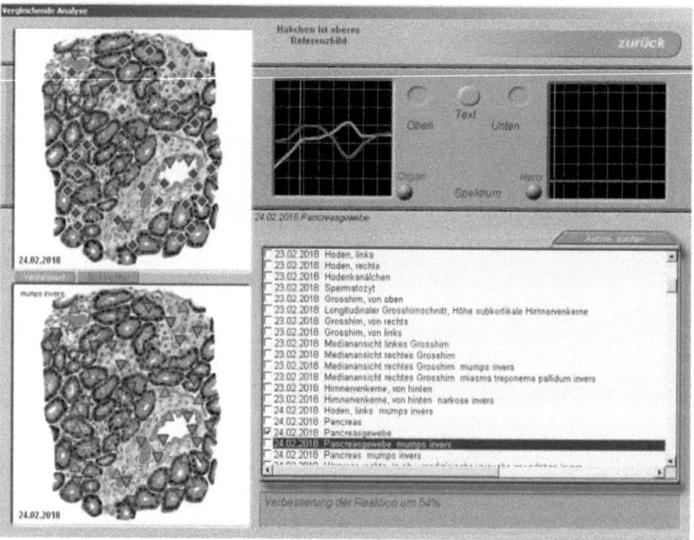

Abb. 89: *Energetische Belastung des Parenchyms der Bauchspeicheldrüse: Bei Invertierung von Mumps kommt es zu einer Verbesserung des energetischen Befunds um 54%. Die Bauchspeicheldrüse ist eines der typischen Zielorgane von Mumps.*

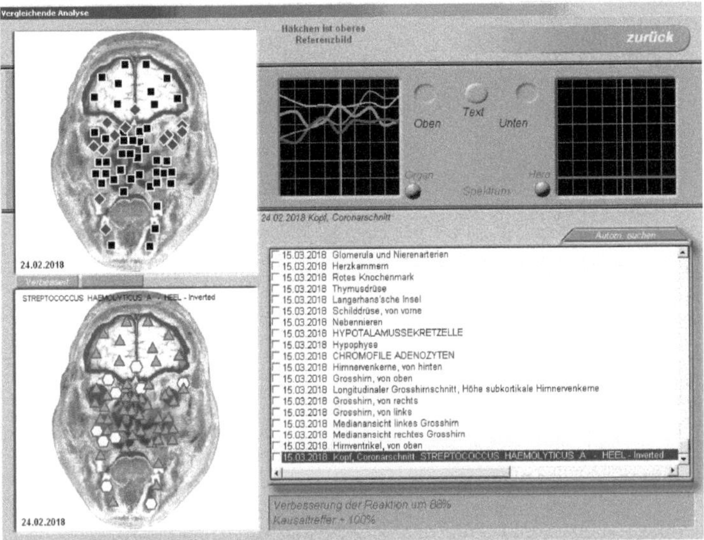

Abb. 90: *Energetische Belastung der Nasennebenhöhlen: Bei Invertierung von Streptococcus haemolyticus kommt es zu einer Verbesserung des energetischen Befunds um 88%.*

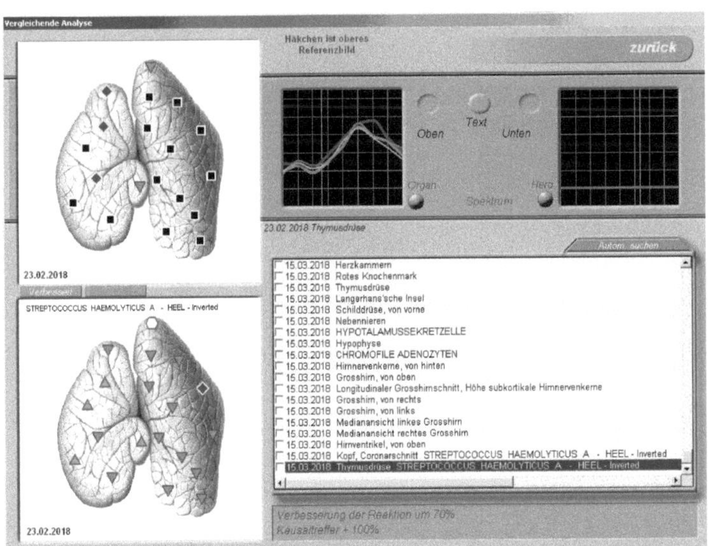

Abb. 91: *Energetische Belastung des Parenchyms der Bauchspeicheldrüse: Bei Invertierung von Streptococcus haemolyticus kommt es zu einer Verbesserung des energetischen Befunds um 70%.*

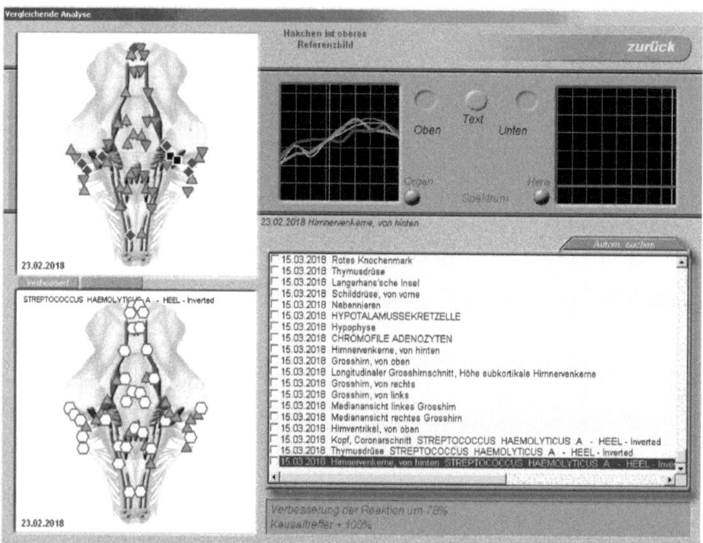

Abb. 92: *Energetische Belastung des Hirnstamms: Bei Invertierung von Strepto-coccus haemolyticus kommt es zu einer Verbesserung des energetischen Befunds um 54%.*

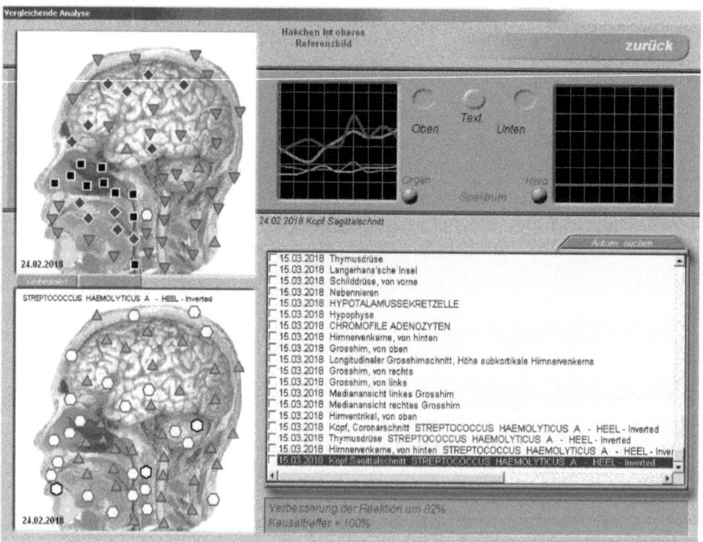

Abb. 93: *Energetische Belastung des Kopfes im Sagittalschnitt: Bei Invertierung von Streptococcus haemolyticus kommt es zu einer Verbesserung des energe-tischen Befunds um 82%.*

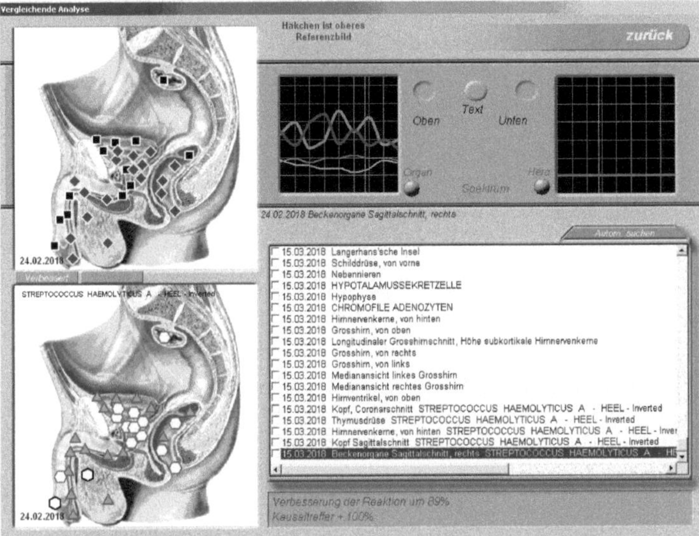

Abb. 94: *Energetische Belastung des Beckens im Sagittalschnitt: Bei Invertierung von Streptococcus haemolyticus kommt es zu einer Verbesserung des energetischen Befunds um 82%.*

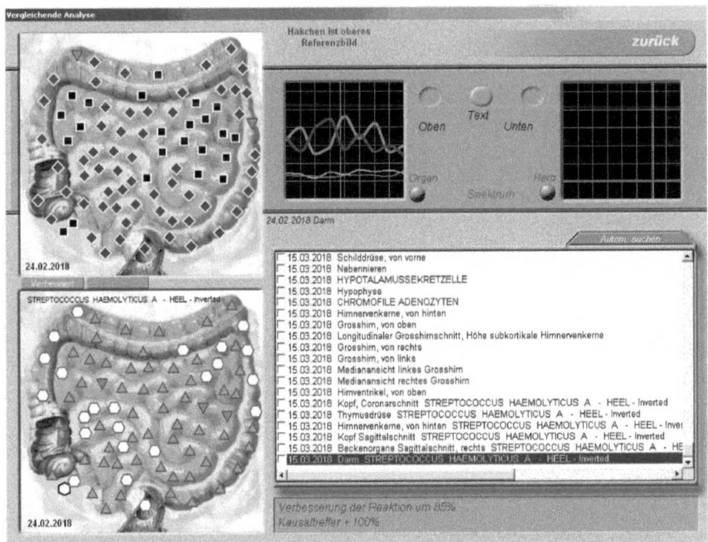

Abb. 95: *Energetische Belastung des Darms: Bei Invertierung von Streptococcus haemolyticus kommt es zu einer Verbesserung des energetischen Befunds um 85%..*

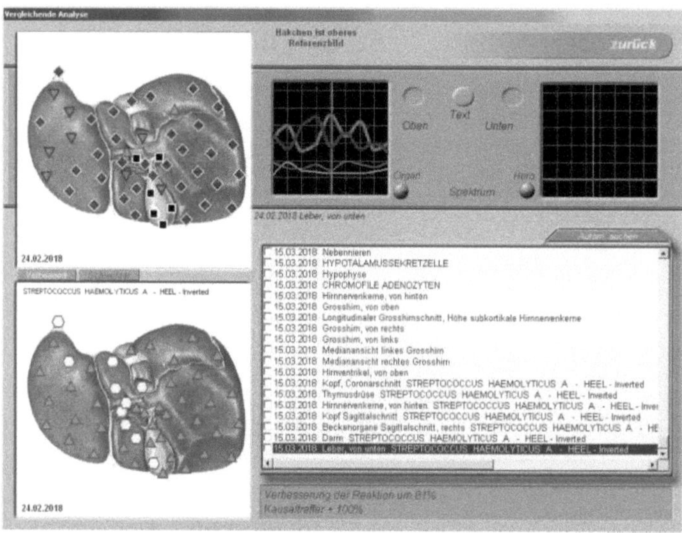

Abb. 96: *Energetische Belastung der Leber: Bei Invertierung von Streptococcus haemolyticus kommt es zu einer Verbesserung des energetischen Befunds um 81%, d.h. eine entsprechende Darmsanierung hätte positive energetische Auswirkungen auf die Leber.*

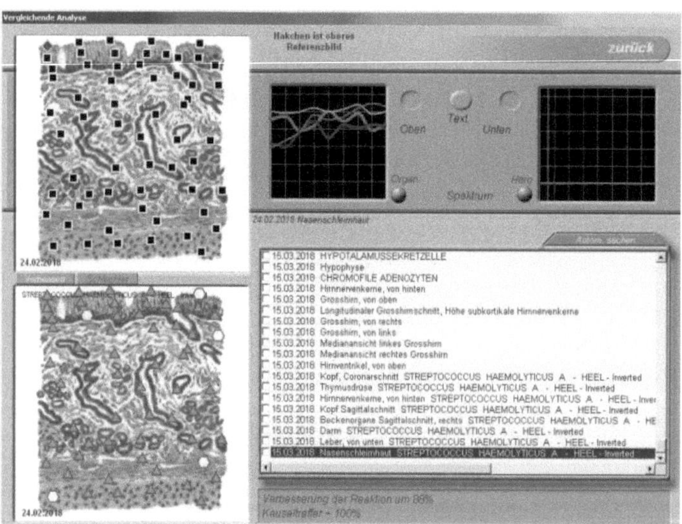

Abb. 97: *Energetische Belastung der Nasenschleimhaut: Bei Invertierung von Streptococcus haemolyticus kommt es zu einer Verbesserung des energetischen Befunds um 88%.*

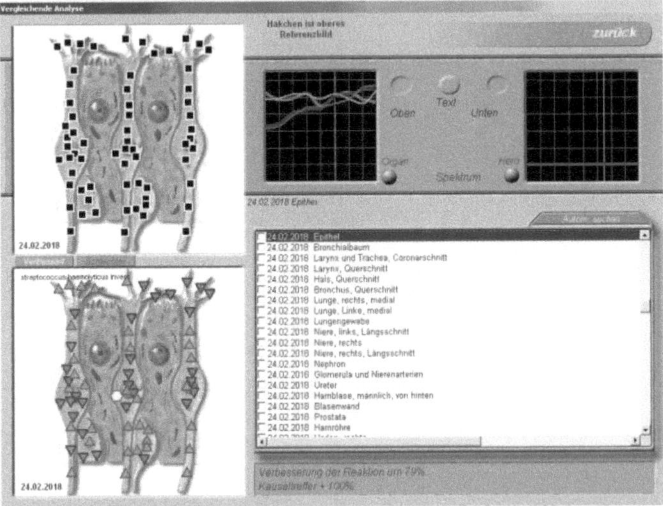

Abb. 98: *Energetische Belastung des Hautepithels: Bei Invertierung von Strepto-coccus haemolyticus kommt es zu einer Verbesserung des energetischen Befunds um 79%.*

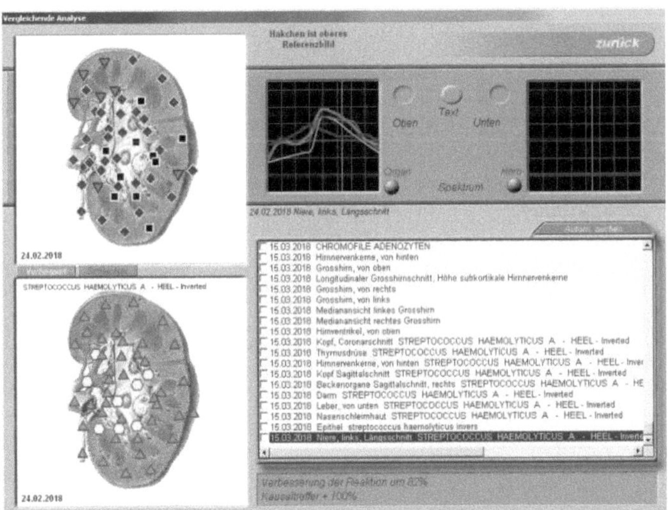

Abb. 99: *Energetische Belastung der linken Niere: Nachdem das Sinnesorgan des Ohres im energetischen Kontext der TCM im Element Wasser repräsentiert ist wie die Organmeridiane von Niere und Blase, erscheint es sinnvoll, die Niere energetisch zu messen. Bei Invertierung von Streptococcus haemolyticus kommt es zu einer Verbesserung des energetischen Befunds um 82%.*

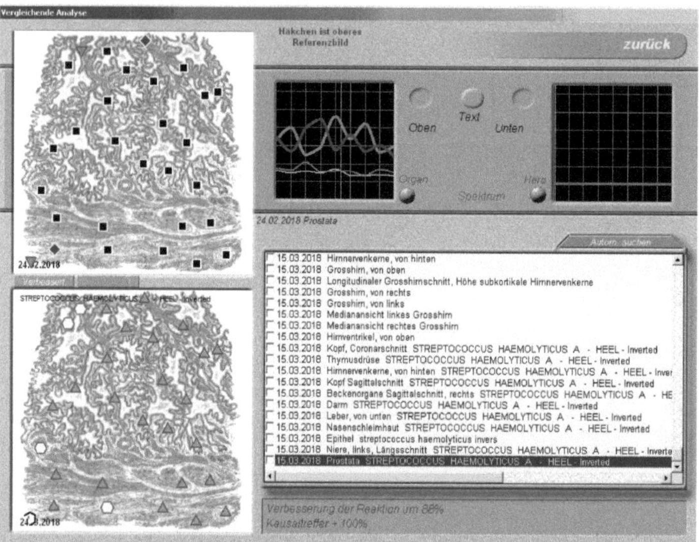

Abb. 100: *Energetische Belastung der Prostata: Bei Invertierung von Strepto-coccus haemolyticus Verbesserung des energetischen Befunds um 88%.*

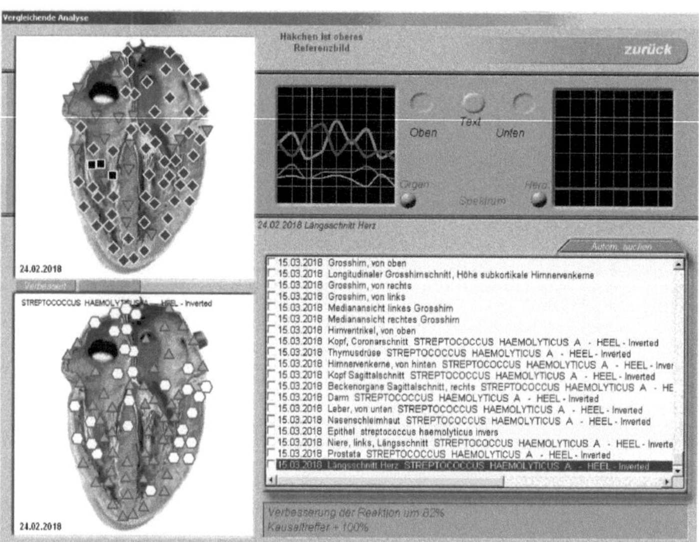

Abb. 101: *Energetische Belastung des Herzmuskels: Bei Invertierung von Strep-tococcus haemolyticus kommt es zu einer Verbesserung des energetischen Befunds um 82%.*

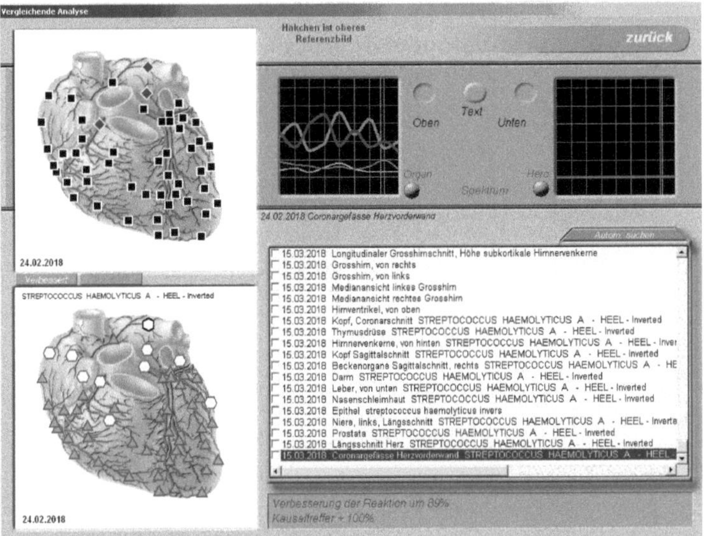

Abb. 102: *Energetische Belastung der Coronargefäße der Herzvorderwand: Bei Invertierung von Streptococcus haemolyticus kommt es zu einer Verbesserung des energetischen Befunds um 89%.*

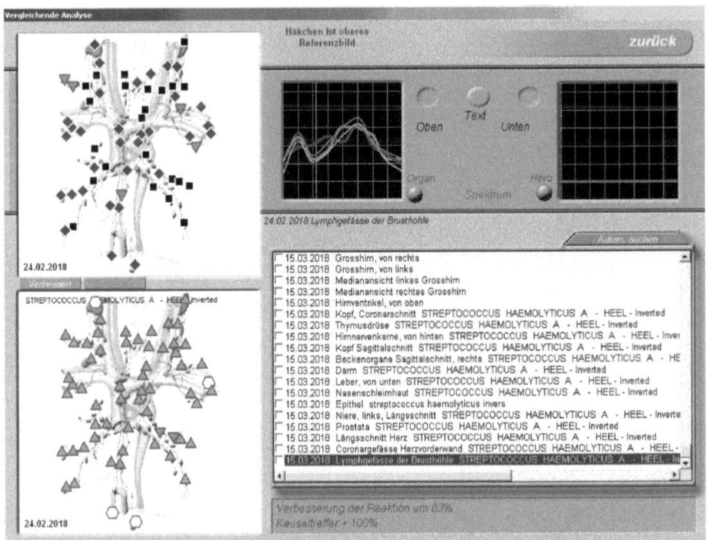

Abb. 103: *Energetische Belastung der Lymphgefäße der Brusthöhle: Bei Invertierung von Streptococcus haemolyticus kommt es zu einer Verbesserung des energetischen Befunds um 83%.*

NLS-Kontrollanalysen nach dreiwöchiger homöopathischer Ausleitungstherapie von Mumps, Treponema pallidum und Streptococcus haemolyticus:

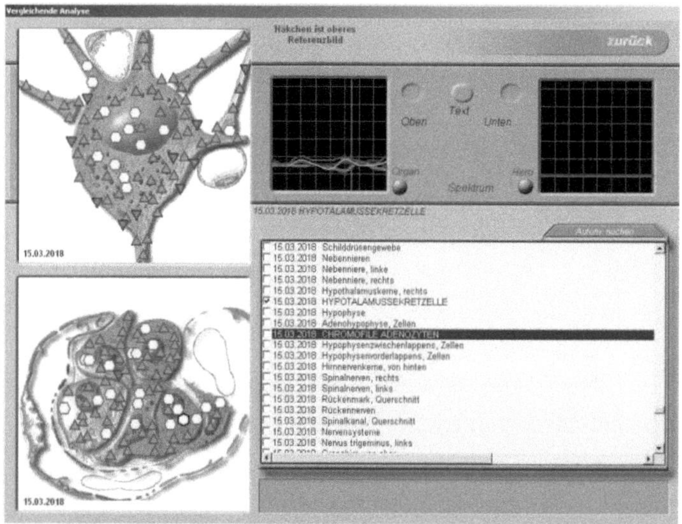

Abb. 104: *Messung von Hypothalamussekretzelle und chromophilen Adenozyten: Beide Organsysteme befinden sich in einem guten energetischen Zustand.*

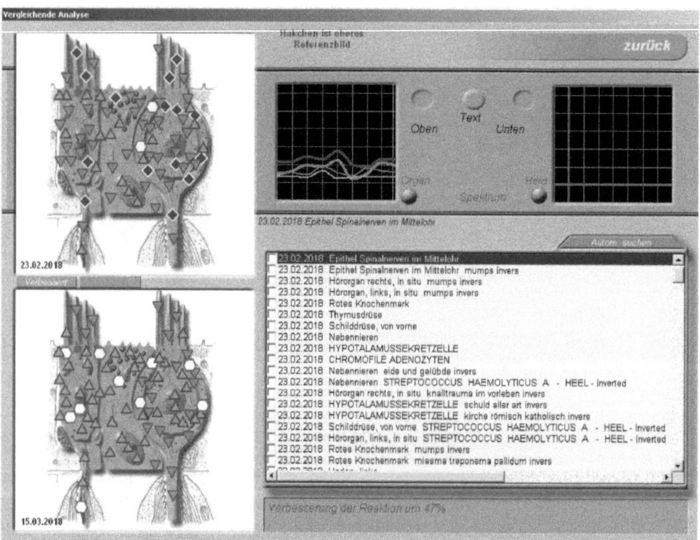

Abb. 105: *Vergleich Epithel Spinalnerven im Mittelohr: Durch die Ausleitungstherapie hat sich die energetische Situation um 47% verbessert.*

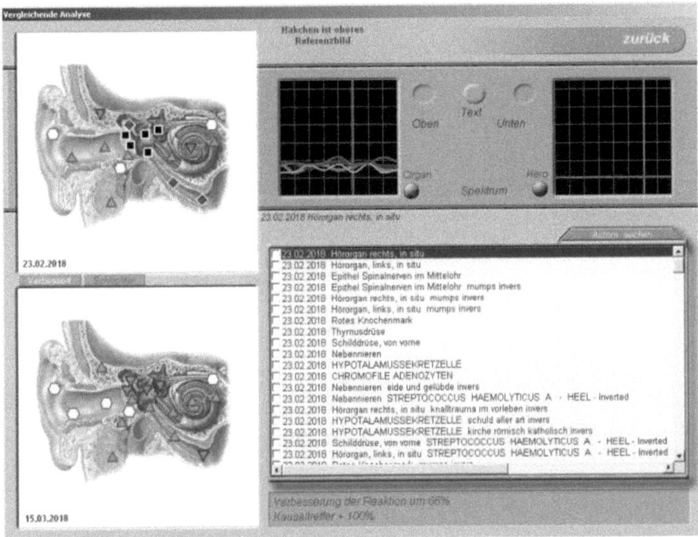

Abb. 106: *Vergleich Hörorgan rechts: Durch die Ausleitungstherapie hat sich die energetische Situation um 66% verbessert.*

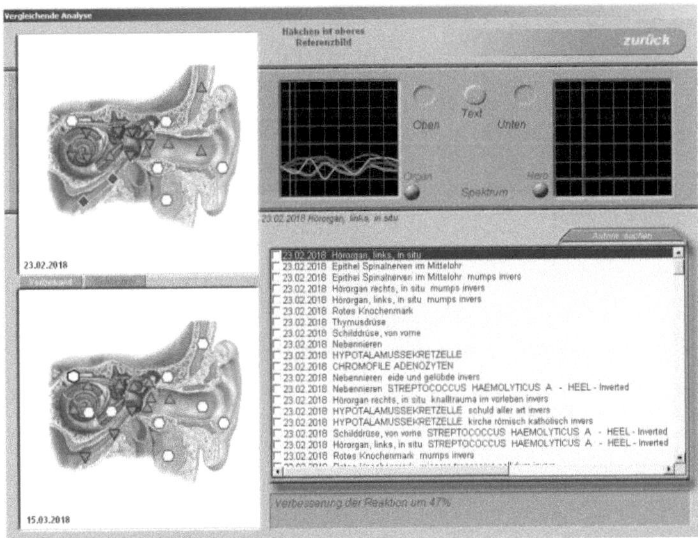

Abb. 107: *Vergleich Hörorgan links: Durch die Ausleitungstherapie hat sich die energetische Situation um 47% verbessert.*

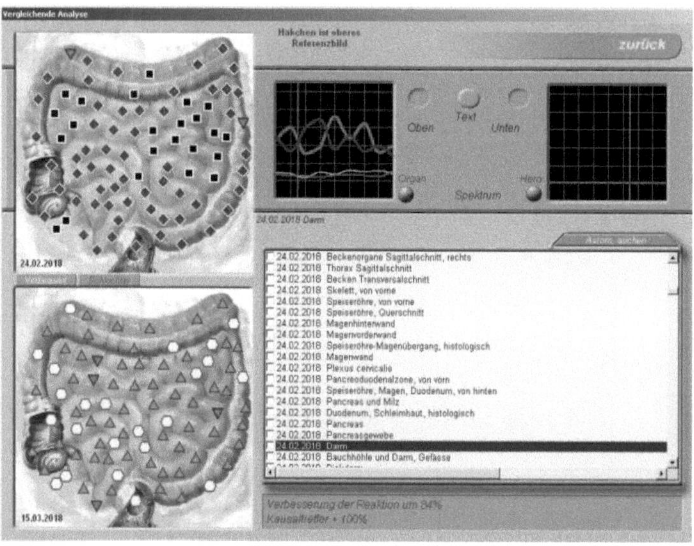

Abb. 108: *Vergleich Darm: Durch die Ausleitungstherapie hat sich die energetische Situation um 84% verbessert.*

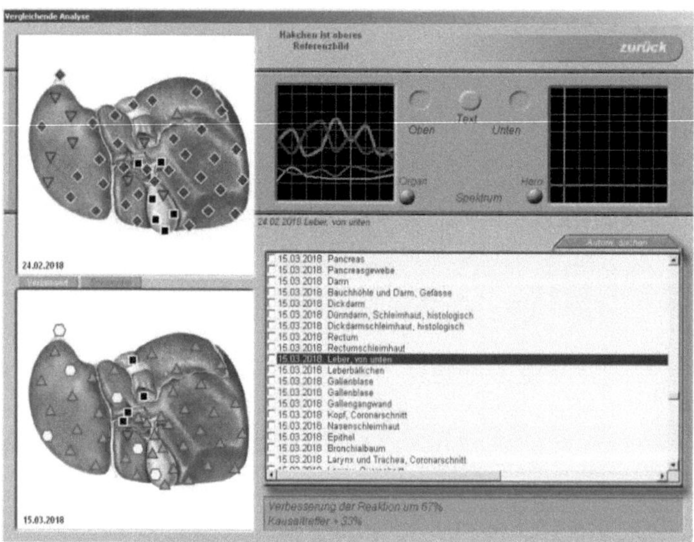

Abb. 109: *Vergleich Leber: Durch die Ausleitungstherapie hat sich die energetische Situation um 67% verbessert.*

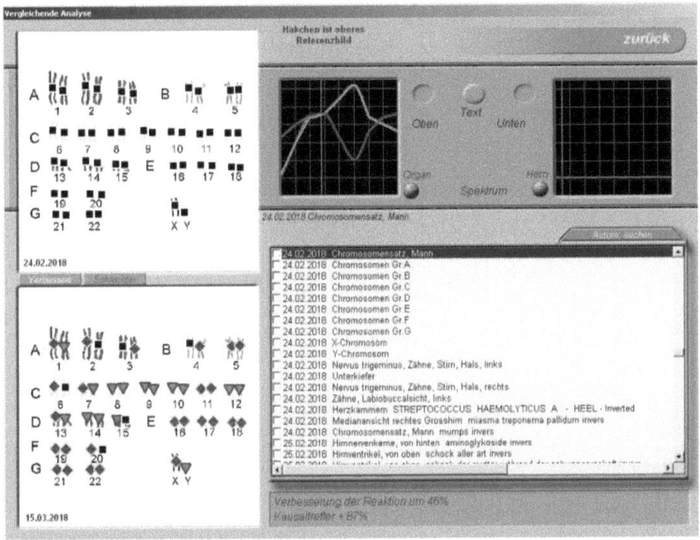

Abb. 110: *Vergleich Chromosomen: Durch die Ausleitungstherapie hat sich die energetische Situation um 46% verbessert.*

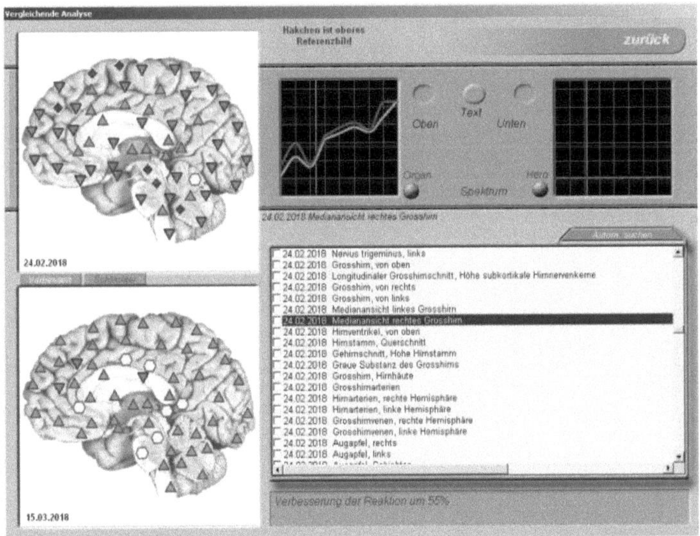

Abb. 111: *Vergleich Großhirn Medianansicht rechts: Durch die Ausleitungstherapie hat sich die energetische Situation um 55% verbessert.*

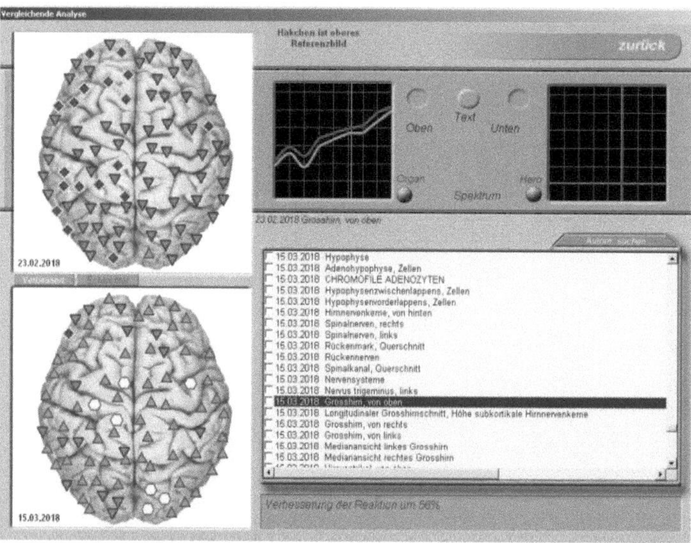

Abb. 112: *Vergleich Großhirn von oben: Durch die Ausleitungstherapie hat sich die energetische Situation um 56% verbessert.*

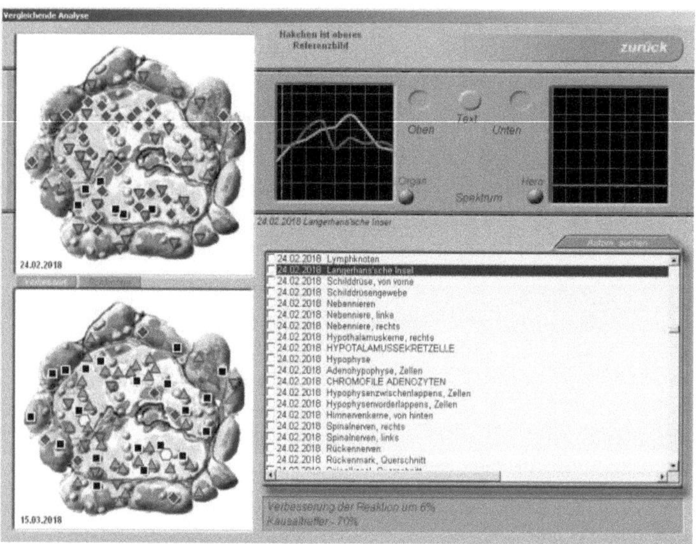

Abb. 113: *Auf den Langerhans'schen Inselzellen findet sich durch die Ausleitungstherapie keine nennenswerte Verbesserung des energetischen Befundes.*

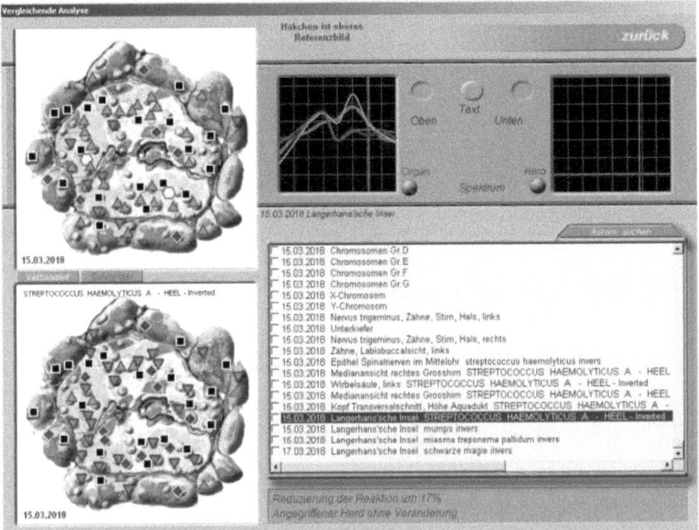

Abb. 114: *Langerhans'schen Inselzellen: Bei Invertierung von Streptococcus haemolyticus kommt es zu einer Verbesserung des energetischen Befunds um nur noch 17%, d.h. eine weitere Ausleitungstherapie bringt nicht mehr viel.*

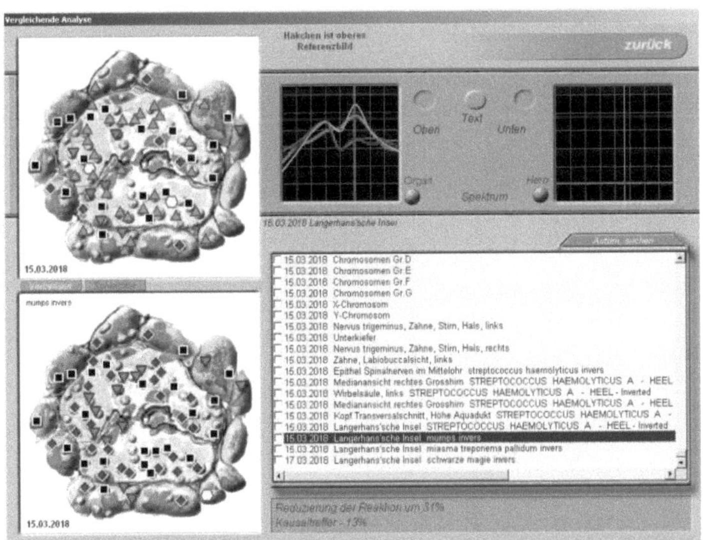

Abb. 115: *Langerhans'schen Inselzellen: Bei Invertierung von Mumps kommt es zu einer Reduzierung des energetischen Befunds um 31%, d.h. die Hypothese ist falsch und eine weitere Ausleitungstherapie sinnlos.*

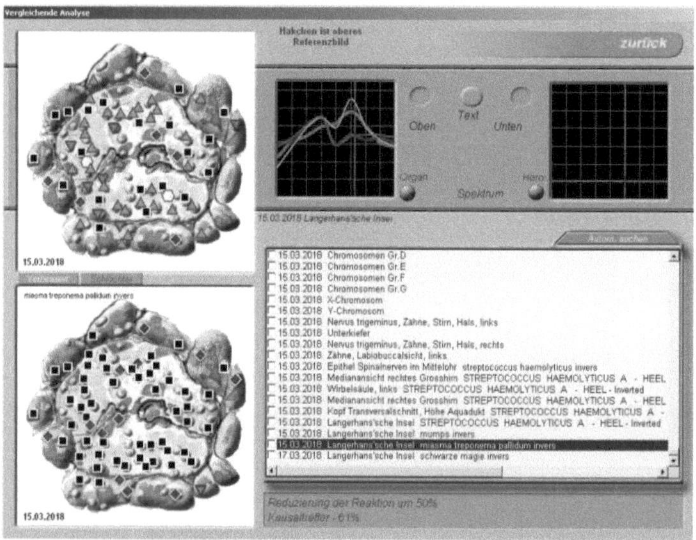

Abb. 116: *Langerhans'schen Inselzellen: Bei Invertierung von Miasma Trepo-nema pallidum kommt es zu einer Reduzierung des energetischen Befunds um 50%, d.h. die Hypothese ist falsch und eine weitere Ausleitungstherapie sinnlos.*

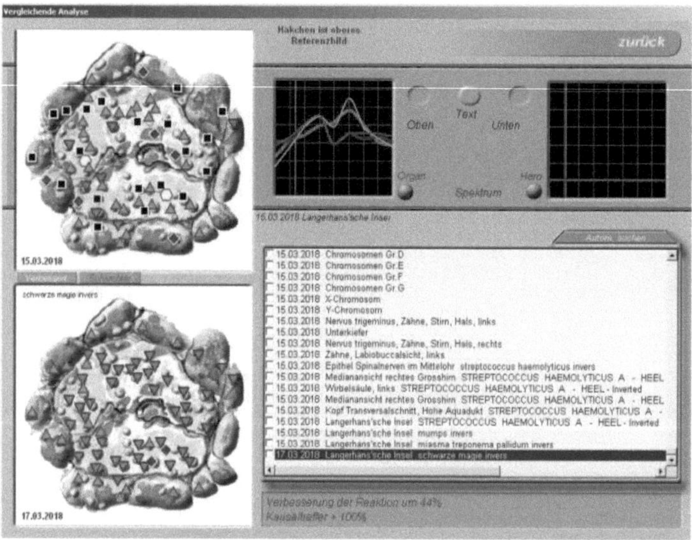

Abb. 117: *Langerhans'schen Inselzellen: Bei Invertierung von Schwarze Magie kommt es zu einer Verbesserung des energetischen Befunds um 44%, d.h. hier liegt noch eine therapiebedürftige Belastung vor.*

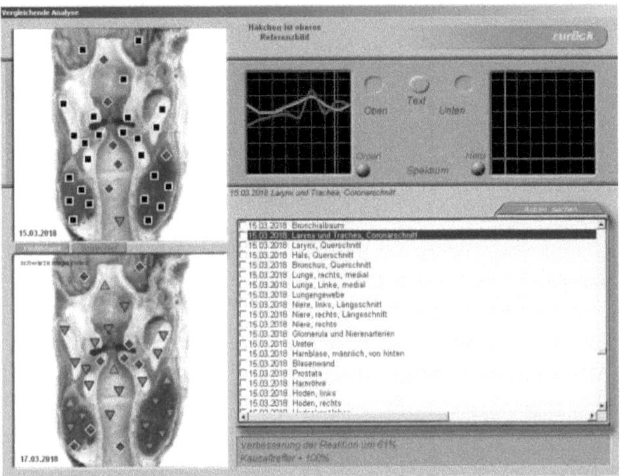

Abb. 118: *Die Belastung durch die Schwarze Magie zeigt sich auch an der Trachea und hier insbesondere im Bereich der Schilddrüse. Bei Invertierung von Schwarze Magie kommt es zu einer Verbesserung des energetischen Befunds um 61%. Nachdem das Kind noch zu jung ist, um nach den sonst üblichen aurachirurgischen Verfahren das karmische Muster der Schwarzen Magie aufzulösen, sollte eine homöopathische Ausleitungstherapie mit der invertierten Information gegen die Schwarzen Magie durchgeführt werden.*

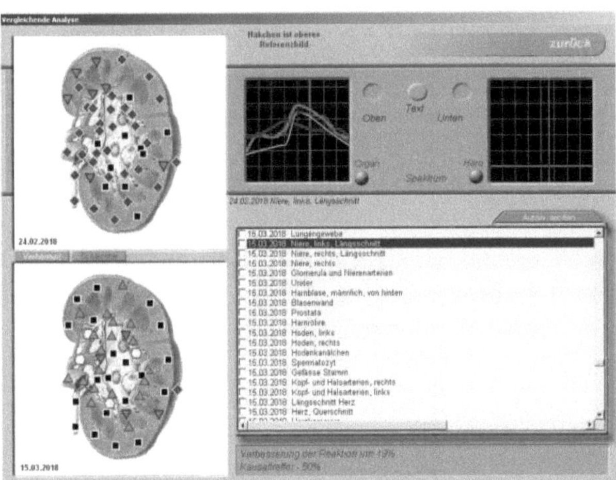

Abb. 119: *Nach wie vor findet sich eine schwere energetische Belastung der Nieren, hier scheint die Ausleitungstherapie noch nicht sehr erfolgreich gewesen zu sein, die Verbesserung beträgt nur 19%. Das verwundert, zumal in der Vorabtestung eigentlich ein sehr viel positiveres Ergebnis erzielt worden war.*

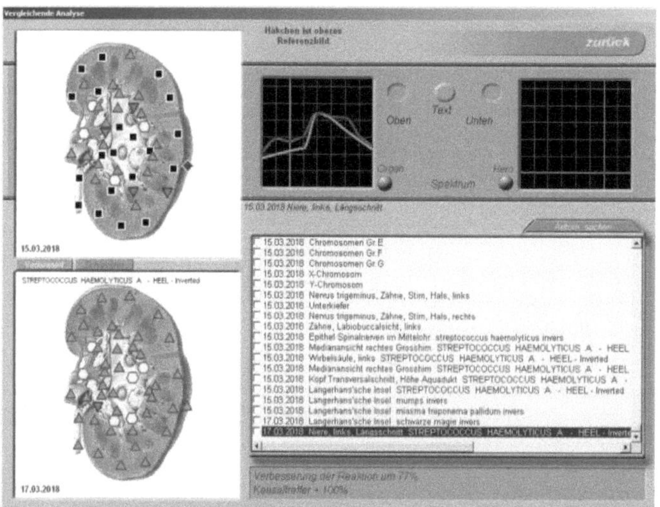

Abb. 120: *Bei Invertierung von Streptococcus haemolyticus kommt es zu einer erneuten Verbesserung des energetischen Befunds um 77%, was bedeutet, dass die Ausleitungstherapie von Streptococcus haemolyticus fortgesetzt werden sollte.*

Bewertung: In der NLS-Analyse zeigt sich eine massive energetische Belastung auf zahlreichen Organstrukturen durch Mumps, Treponema pallidum und Streptococcus haemolyticus. Die energetisch-informatorischen Belastungen durch die einzelnen Erreger sind an verschiedenen Organen spezifisch stark ausgeprägt. In vielen Fällen fällt es schwer zu beurteilen, welches Belastung jeweils am stärksten wiegt, meistens handelt es sich um kombinierte Belastungen. Nach Durchführung einer Ausleitungstherapie zeigen sich die meisten Organstrukturen energetisch deutlich verbessert. Einzig im Bereich der Langerhans'schen Inselzellen, den Nieren und der Schilddrüse zeigen sich weiterhin schwere energetische Belastungen. Während auf den Nieren die Fortsetzung der Ausleitungstherapie von Streptococcus haemolyticus zu einer weiteren deutlichen Verbesserung führen dürfte, zeigt sich an den Langerhans'schen Inselzellen sowie an der Schilddrüse, dass hier weitere Ausleitungstherapie keinen Nutzen bringen werden. Stattdessen findet sich dort eine erhebliche Belastung durch das karmische Muster der Schwarzen Magie, was jetzt deutlich zum Vorschein kommt, nachdem die miasmatischen Belastungen entfernt worden sind. Nachdem das Kind noch zu jung ist, um nach den sonst üblichen aurachirurgischen Verfahren das karmische Muster der Schwarzen Magie aufzulösen, sollte eine homöopathische Ausleitungstherapie mit der invertierten Information gegen die Schwarzen Magie durchgeführt werden.

Gallensteine

Anamnese: Die 29 Jahre alte Medizinstudentin kommt wegen einer allgemeinen aurachirurgischen Untersuchung in die Praxis. Seit vielen Jahren leide sie unter einer ausgeprägten Hypochondrie, die sich während ihres Studiums noch weiter verschlimmert habe. Mit 15 Jahren sei bei ihr wegen eines Gallensteinleidens mit immer wiederkehrenden Gallenkoliken und mehreren Steinabgängen die Gallenblase operativ entfernt worden.

Aurachirurgie: In der aurachirurgischen Untersuchung zeigt sich eine erhebliche Druckschmerzhaftigkeit an den Akupunkturpunkten Gb31, Gb 21 und Le 3, was hier auf schwere energetische Störungen hinweist, die weiterhin vorhanden sind, obwohl die Gallenblase bereits vor 14 Jahren operativ entfernt und somit morphologisch nicht mehr vorhanden ist. Des weiteren findet sich das karmische Muster der Schwarzen Magie in allen Ebenen sowie in ausgeprägter Form das karmische Muster der Medizinischen Versuche in allen Bereichen (Nasentamponaden bei chronischen Nasennebenhöhlenproblemen, Magensonde, Trachealkanüle, Resonanzen an den Ellenbeugen infolge von bestehenden Injektionsnadeln), was in der Folge aufgelöst wird. In der NLS-Analyse zeigen sich mittelgradig schwere energetische Belastungen auf der Leber und der Gallenblase, bei Invertierung von „Medizinische Versuche" verbessert sich der energetische Befund auf der Gallenblase.

Auf Grund der klinischen Konstellation mit Druckschmerzhaftigkeit der genannten Akupunkturpunkte erfolgt als Nächstes die aurachirurgische Operation der Gallenblase zur energetischen Sanierung. Einzelheiten hierzu lesen Sie bitte im Lehrbuch der Aurachirurgie. Die Patientin geht bei der aurachirurgischen Untersuchung der Gallenblase gut in Resonanz, nach der Operation ist die Resonanz vollständig verschwunden. Es erfolgt noch die Injektion eines Leberstärkungsmittels in die Cubitalvene.

Bewertung: Nicht nur die Resonanz beim Druck auf die Abbildung der Gallenblase im Anatomieatlas ist nach der aurachirurgischen Behandlung vollständig verschwunden, sondern auch die Druckschmerzhaftigkeit an den Akupunkturpunkten Gb31 und Gb 21.

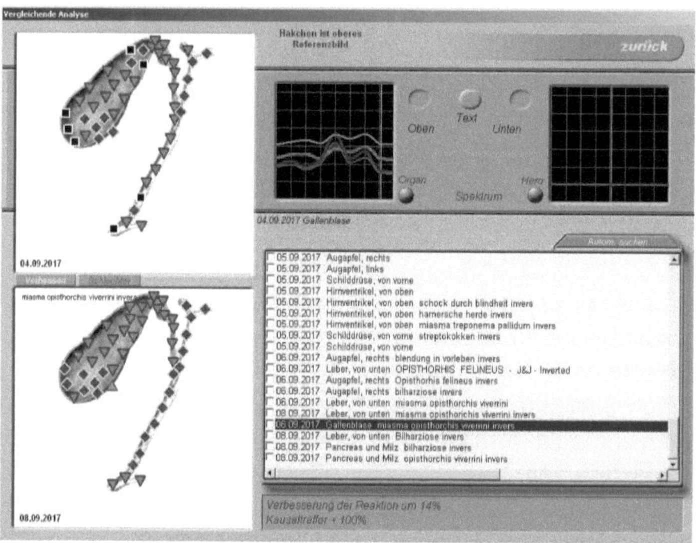

Abb. 121: *NLS-Analyse der Gallenblase zeigt eine erhebliche energetische Störung, bei Invertierung von Medizinische Versuche kommt es zu einer Verbesserung des energetischen Befundes um 14% bei einer Kausaltrefferquote von 100%. Letztere gibt immer an, wie viele der zuvor schwarzen Markierungen durch die Invertierung verschwinden. Sind es wie im vorliegenden Fall 100%, so kann man davon ausgehen, dass es sich hier um eine reale Kausalität handelt, selbst wenn der prozentuale Wert der Verbesserung an sich gar nicht so hoch ist..*

Das zeigt, wie stark der energetische Aspekt im vorliegenden Fall ist, und wie unmittelbar sich die aurachirurgische Operation auswirkt. Grundsätzlich sollten alle „grobstofflichen" Operationen im Sinne einer energetischen Sanierung „feinstofflich" und somit aurachirurgisch nachoperiert werden, denn die „grobstofflichen" Operationen beschränken sich stets nur auf die Morphologie und lassen energetische Aspekte unbeachtet. Allerdings bleibt damit die Operation unvollständig und es ergeben sich postoperativ unter Umständen erhebliche Beschwerden. Bemerkenswert ist die Hypochondrie bei der Medizinstudentin, die wohl am ehesten durch die Vorbelastung mit den Medizinischen Versuche erklärt werden kann. Interessanterweise finden sich immer wieder solche Fälle, in denen Menschen mit entsprechenden karmischen Vorbelastungen des Medizinischen Versuche sich für Berufe des Heilwesens entscheiden.

Stechen im Unterbauch

Anamnese: Die 41-jährige Patientin kommt in die Behandlung wegen ihrer stechenden Unterbauchschmerzen. Vor drei Jahren Appendektomie nach Blinddarmentzündung. Seitdem habe sie als Jogalehrerin immer das Problem, dass der rechte Unterbauch bei Kopfständen oder Hochlagerungen der Beine zu stechen beginnt. Die Operation sei endoskopisch durchgeführt worden. Auch an der ehemaligen Injektionsstelle im Bereich des Nabels, wo die Endoskope seinerzeit eingeführt wurden, steche es immer wieder höchst unangenehm.

Aurachirurgie:

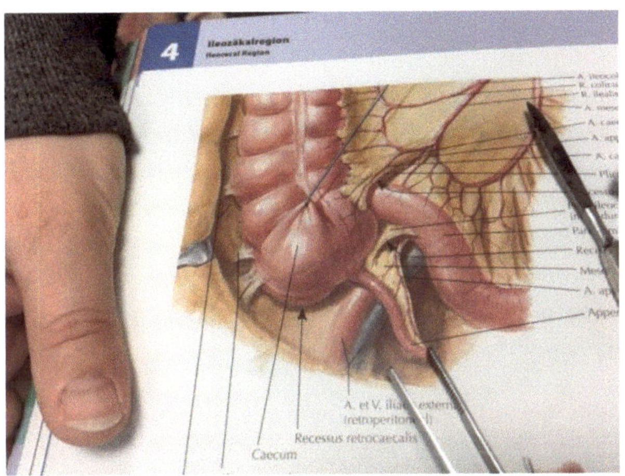

Abb. 122: Bei Druck mit der chirurgischen Sonde auf den seinerzeit operierten Blinddarm anhand einer Abbildung im Anatomieatlas zeigt sich eine deutliche Resonanz. Aurachirurgisch lässt sich formulieren: Das Körperbewusstsein oder Zellbewusstsein der hier adressierten Struktur (ehemalige Operationsstelle des Blinddarms) zeigt durch die Resonanz an, dass eine Behandlungsbedürftigkeit besteht. Nur wenn es zu einer solchen Resonanz kommt, sollte der Aurachirurg sich zu einer feinstofflichen Operation entscheiden, denn nur in diesen Fällen kann mit einem dauerhaften Operationserfolg gerechnet werden. Kommt es zu keiner Resonanzbildung, so ist die Wahrscheinlichkeit für die Besserung der Symptomatik gering. Man sollte es sogar noch weitergehend formulieren: Besteht keine Resonanz, verbietet sich eine aurachirurgische Behandlung, denn der Organismus zeigt dadurch an, dass er keine aurachirurgische Behandlung will. Behandelt der Arzt trotzdem, besteht die Gefahr, dass es eher schlechter als besser wird oder dass der Aurachirurg durch die virtuelle Operation einen zusätzlichen Schaden setzt.

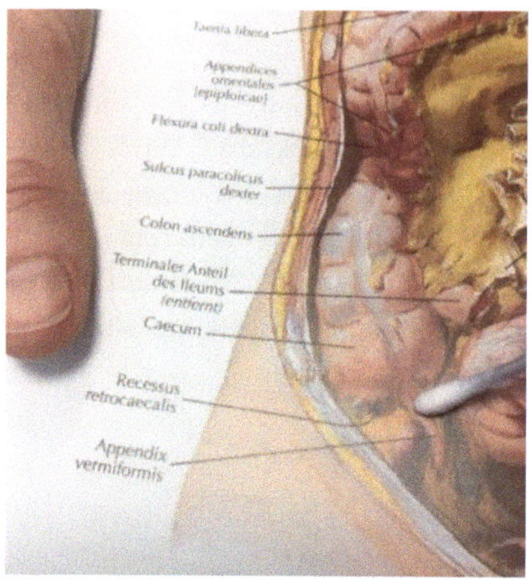

Abb. 123: *Die Operationsstelle des Blinddarm wird aurachirurgisch eröffnet, der Darminhalt mit einem Wattestäbchen und etwas Teebaumöl desinfiziert und mit einem roten Laser koaguliert, um schließlich den Situs wiederum aurachirurgisch zu vernähen. Danach drückt der Aurachirurg wiederum mit der chirurgischen Sonde auf den Blinddarm und stellt fest, dass die Resonanz verschwunden ist. Ebenso beschreibt die Patientin in eindrucksvoller Weise, dass sie keine Schmerzempfindung mehr hat, als sie zur Probe einen spontanen Handstand im Behandlungszimmer durchführt.*

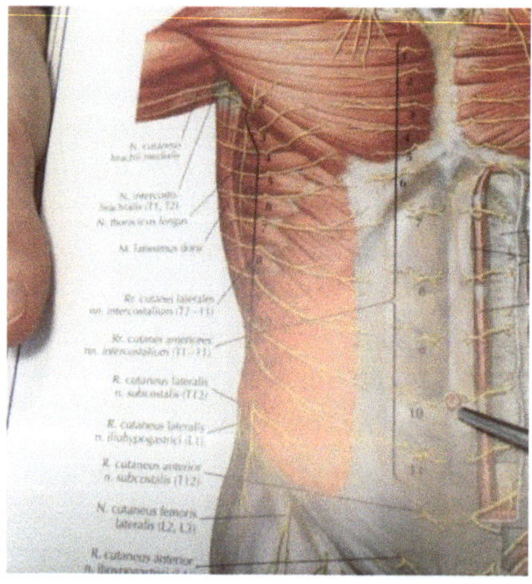

Abb. 124: *Bei Druck mit der Sonder auf den Bereich um den Nabel, wo seinerzeit die Endoskope eingeführt wurden, geht die Patientin ebenfalls deutlich in Resonanz. Hier vernäht der Aurachirurg die energetisch noch nicht sanierten Schnittbereiche mit Nadel und Faden und verödet sie mit einem Laser.*

Bewertung: Der Fall zeigt eine typische postoperative Situation, die bei vielen Patienten auftaucht: Zwar ist der morphologische Befund im Sinne der Blinddarmentzündung erfolgreich operiert, aber die energetische Situation deshalb noch lange nicht saniert. Erst eine energetisch-informatorische Operation bringt schließlich die erhoffte Symptomfreiheit. Dieses Beispiel zeigt eindrucksvoll, dass es Sinn macht, „grobstoffliche" Operationen „feinstofflich" zu wiederholen. Denn die feinstofflichen Operationen der Aurachirurgie sanieren die Operationsareale energetisch und führen letztlich zu der erhofften Symptomfreiheit.

Lebensangst

Anamnese: Der Patient, 55 Jahre alt, kommt in die Praxis wegen seiner seit Jahrzehnten bestehenden Lebensangst.

Aurachirurgie: In der aurachirurgischen Exploration präsentiert sich ein im Grund sehr umgänglicher Mensch, der aber offensichtlich tief in sich ein belastendes Thema trägt.

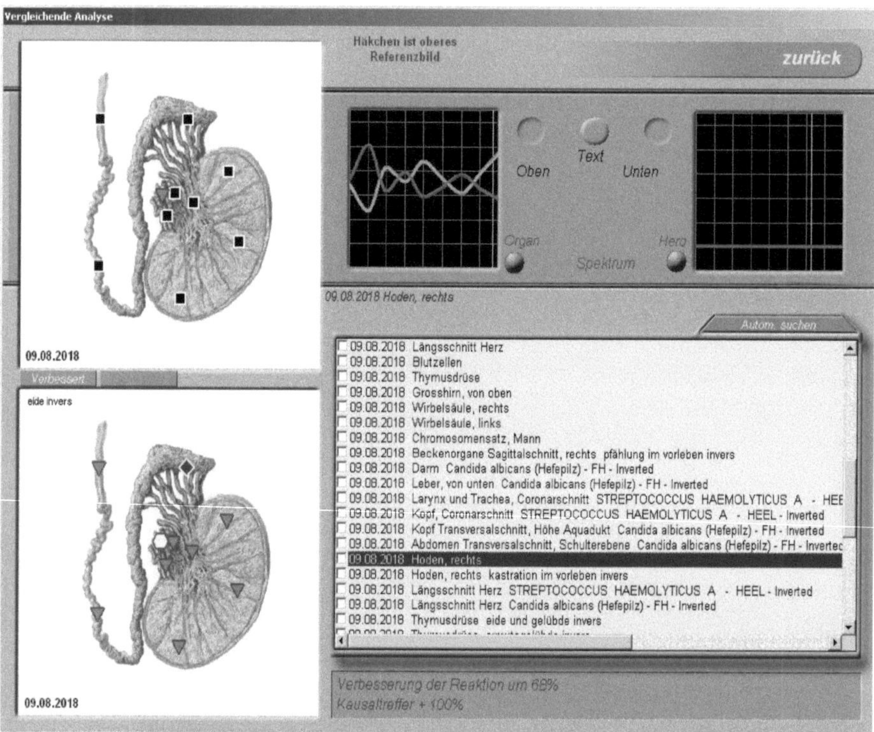

Abb. 125: Hoden rechts: Beim Anblick dieses Befundes bekommt der Patient feuchte Augen und gerät ganz aus der Fassung: Er erzählt, dass sein Vater seinerzeit in DDR Leiter der Einberufungsabteilung der NVA gewesen sei, und er habe als dessen Sohn zum Militär gemusst, obwohl er eigentlich nicht wollte.

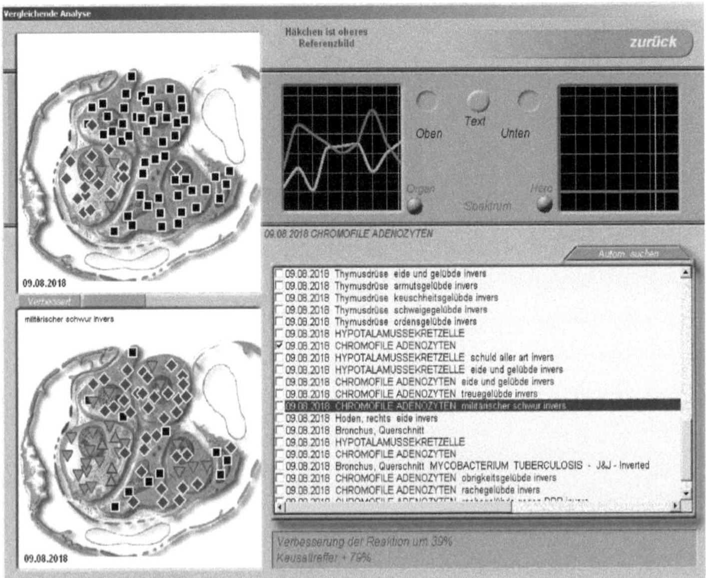

Abb. 126: *Chromophile Adenozyten: Schwere energetische Störung, bei Invertierung von militärischer Schwur verbessert sich die Reaktion um 39%.*

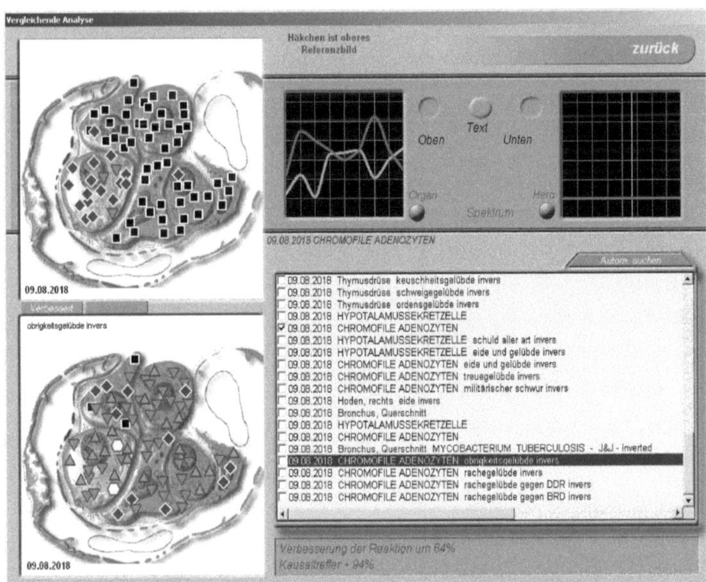

Abb. 127: *Chromophile Adenozyten: Bei Invertierung von Obrigkeitsgelübde verbessert sich die Reaktion um 64%.*

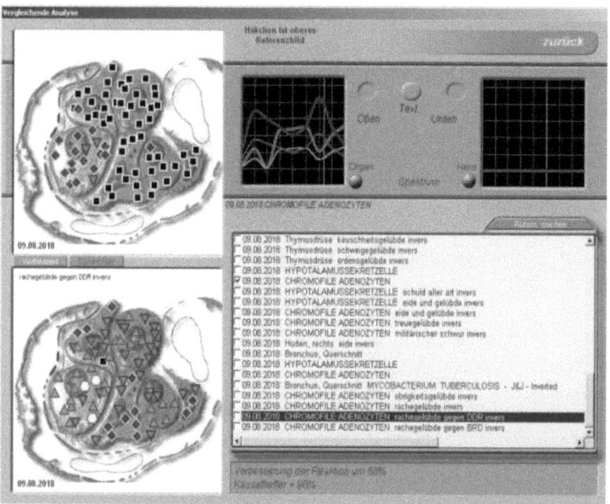

Abb. 128: *Chromophile Adenozyten: Bei Invertierung von „Rachgelübde gegen DDR" verbessert sich die Reaktion um 68%.*

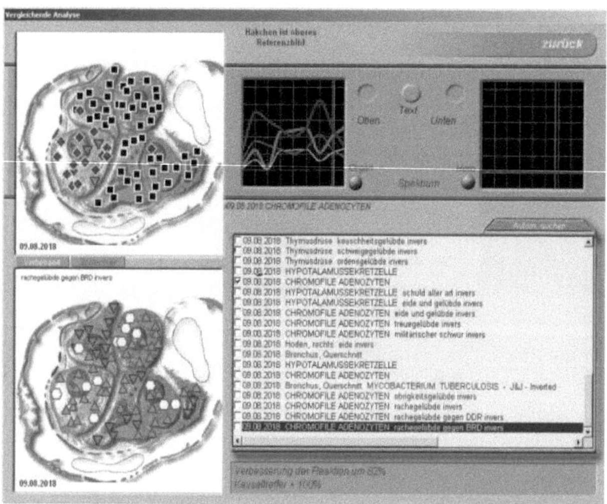

Abb. 129: *Chromophile Adenozyten: Bei Invertierung von „Rachgelübde gegen BRD" verbessert sich die Reaktion um 82%.*

Bewertung: Der Fall ist beeindruckend, insbesondere weil sich eine tiefe Abneigung gegen die BRD mit Rachegelübde offenbart, deutlich stärker als gegen die DDR, dessen sich der Patient nicht bewusst ist. Nach der aurachirurgischen Auflösung der Gelübde kommt es im weiteren Verlauf zu einer deutlichen Besserung der Lebensangst.

Über den Autor

Dr. med. Mathias Künlen.

Studium der Humanmedizin an der LMU in München.

Studium der Informatik an der Fachhochschule München.

Deutsches medizinisches Staatsexamen 1988.

US amerikanisches medizinisches Staatsexamen FMGEMS 1989.

Facharzt für Neurologie seit 1994.

Gründer und Vorstand der Softmark AG Grünwald, Softwareentwicklung im Bereich des Cognitive Computing.

Gründer des IFA Institut für Aurachirurgie AG, Fürstentum Liechtenstein.

Shotokan Karate 1. DAN im DKV Deutscher Karateverband.

Kyusho Jitsu 1. DAN im DKV Deutscher Karateverband.

Für eine Kontaktaufnahme schicken Sie bitte eine E-Mail an

info@aurachirurgie.me

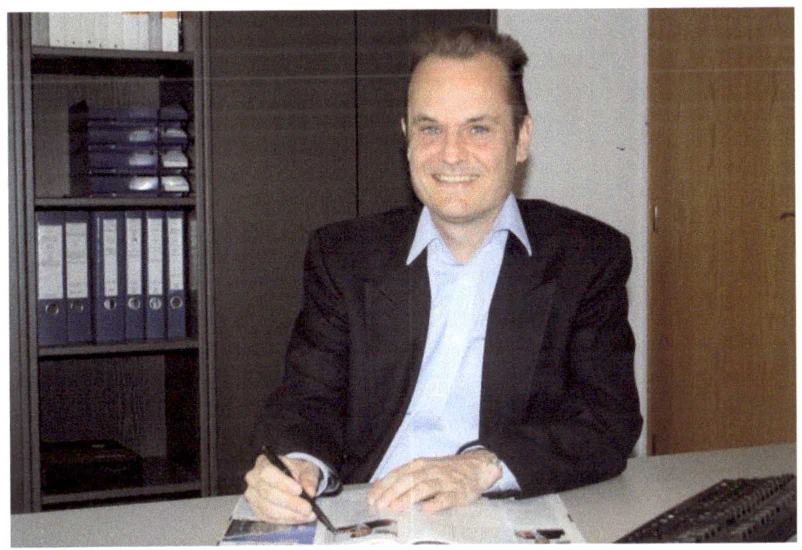

Index

Aufgetriebener Bauch 46
Autismus 36
Bewusstseinstechniken 64
Erhöhter Augeninnendruck 41
Gallensteine 91
Gesichtszucken 52
Hautrötung durch Zeckenbiss 38
Lebensangst 96
Nachtschweiß 28
Narbe am Bauch 21

Nasenvergrößerung 16
Pubertät frühzeitig 9
Resonanzsteigerung 64
Schreie und Flüche 34
Stechen im Unterbauch 93
Taubheit 66
Trauer 33
Vaterunser 44
Zyste an der Schädelbasis 19, 20